アスペルガーと定型を共に生きる

危機から生還した夫婦の対話

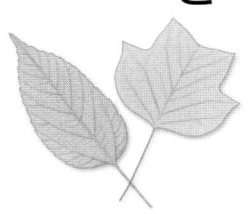

語り手：東山伸夫・東山カレン
聞き手：斎藤パンダ

北大路書房

「アスペルガー」という言葉は、以前に比べずいぶん知られるようになってきました。でも言葉として偏ったイメージが一人歩きしている感じもあります。大部分の平均的な発達をしてきた「定型発達者」には直接関係ないと思われているかも知れません。この本書のタイトルにも入れた「定型（発達）」という言葉を聞き慣れた方は限られるかも知れませんが、自閉系の「障がい」といわれるアスペルガーに対し、自閉的でない典型的な発達を遂げてきた、いわゆる普通の人のことを言います。

本書で紹介するアスペルガーと定型発達者の夫婦の物語（対話）をお読みいただくと、意外にもかなり深い部分で、読者ご自身の日常のコミュニケーションや生き方の問題とのつながりに気がつかれることが多いと思います。

私たちは誰一人としてまったく同じ人はいない、個性的な人生を歩んでいます。本書が、そんな皆さんの「自分自身」を改めて見つめ直す一つのきっかけとなりますよう。

・・・・・・・・・・・・・・・・・

はじめに

斎藤パンダ

ある女性が働き過ぎで体をこわし、入院が続いた後、一時的に帰宅を許されて家で寝ていました。女性はそこにいた夫にこんなことを尋ねました。

「こんなん（病気で何もできない、今の私のような状態）でも、私が家にいた方がいいかな?」

すると、夫はこう答えました。

「別に、いてもいなくても、どっちでもいい」

このやりとりを聞いて「夫は何とひどい人だ!」と即座に憤慨した人は、おそらく重度の「定型発達者」である可能性が大です。「まあ相手がそう聞くのなら、そういう答え方もありうるなぁ」と思えた人は、立派な「アスペルガー者」である可能性があります。

本書は、そういうアスペルガーと定型（発達）という、異なる特徴をもった夫婦である東山伸夫、東山カレンさんが、幼少時からどんなふうに成長し、どんなふうに出会って結婚し、どんなふうにぶつかり合い、どんなふうに危機に直面し、どんなふうにそこを乗り越え、あらためて「違う個性をもった者どうしの大事なカップル」として生き始められたのか、についての経験を紹介したものです。

この本を一番読んでいただきたいのは、私たちと同じように夫婦のどちらかがアスペルガーで、もう片方が定型発達者のカップルです。といっても東山夫妻、編者（斎藤パンダ）の場合にしても、お互いが「アスペルガー（夫）」と定型（妻）」だと理解されたのは結婚20年後、実に結婚20数年後のことです。このような夫婦の間で関係が悪化する直接の原因はカップルによってだいぶ違うようですが、結婚後のハッピーな（でも「なんかちょっと変だな…」と思う）時期を過ぎてから、お互いのワケのわからない耐えがたさをだんだん感じるようになり（ただしそう感じ始める時期は夫婦間でもかなりズレるようです）、真剣に離婚を考えたり、深刻になって自殺を考えるようになる場合もあります。

そこまで追い込まれるのは、とにかくお互いに気持ちが通じ合わず、定型の側から言えば共感的な関係がつくられず自分を相手にとって不要な存在と感じさせられたり、またお互いのちょっとした言葉が激しく（そして言った本人は想像もしない形で）相手を傷つけてしまうからです。また、自分と相手との関係だけならまだがまんできたとしても、子育ての仕方などをめぐってまったくお互いの常識が通用せず、必死で意見し合ってもまったく通じ合わない…、といったようなことが積み重なって

いくからです。うつや自殺願望、子どもの問題、離婚といったエピソードはあちこちにあふれ、ある意味アスペルガーと定型カップルの「お定まりのコース」の一つにすぎないようです。

東山夫妻はその後「アスペルガーと定型」の問題に気づき、二人の間に積み重なってきたいろいろな「誤解」に気づき、お互いに相手の考え方を理解しようと努力することで、劇的と言っていいような夫婦関係の変化を遂げられました。本書はそのような変化の前後を中心に、インタビューや座談、執筆を重ねてできています。そして東山伸夫さんと東山カレンさんというお二人の個性が、どんなふうに激しい葛藤を経て、お二人らしい一つの「乗り越え」に至られたのか（本書のサブタイトルにもあるように「危機から（の）生還」を遂げられたのか）、そのことを読者の皆さんと共に考えてみたいのです。

二番めにお読みいただきたいのは、この問題に関わられている「専門家」の方です。私たちは自分たち自身の経験や、ブログなどで交流した人たちの経験談を積み重ね、多少本も読んでいる程度で、特別の医学知識やケア技術があるわけでもない「素人」にすぎません。ただ、私は「専門家」という第三者と、生活の中でその問題を生き続けている私たちのような「当事者」では、アスペルガーと定型の問題を考える時に、その視点に大きな違いが出てくると感じています。それは客観的な理解・対処と主観的な理解・対処という違いです。

「専門家」にとって最初に大事になるのは「客観的」で「一般的」な知識や対処法でしょう。お医者さんならある人がアスペルガーかどうかを診断する「客観的」で「一般的」な基準をもたなければ

はじめに

いけませんし、お医者さんごとに診断が異なるようなことがあってはは困ります。そしてまずはその基準で「アスペルガー」と診断された○○さん、あるいは「アスペルガー」に該当しない「定型」の△△さんという形でその人を見て、対処を考えられることでしょう。

ところが「当事者」にとっては、「客観性」や「一般性」よりも何よりも"自分が相手と暮らしていてすごく苦しい思いがする"といった素朴な「主観的な思い」こそが出発点となります。問題への対処も、友だちにぐちったり相手と話し合ったりけんかしたり、相手に対する自分の見方を変えたり、と言った形で自分や相手の主観に働きかけ、「主観的に関係を調整する」ことになります。その素朴な対処法でとにかく理解がむずかしいお互いの気持ち（主観）を、それでもなんとか理解・調整しようとして頑張るか、もうそれは諦めて離婚も含め適当な距離を取ることを考えるか、それこそが当事者が日々ぶつかる現実的な課題なのです。

そんな当事者の主観的な関わりにとって、相手の個性は大事な問題となります。そのとき相手の人は、具体的な名まえや性別、顔や体、年齢や性格、人生観をもった、個性ある○○さんや△△さんです。まずそのことが基礎にあって、そして○○さんがその特徴の一つとしてアスペルガーであり、△△さんは定型でもある。当事者が直面しているのは、"その個性をもつ○○さんとこの個性をもつ自分が共に生きられるのか生きられないのか"という「現実的な問題」なのです。

当事者が個性的ということは、その問題の解決の仕方も個性的ということにつながります。だから○○さんとの間でうまくいった工夫が、別のアスペルガーと定型夫婦××さんの間でもうまくいく保障は何もありませんが、当事者にはまずは○○さんとうまくいくことが大切です。そういう個性的な

解決を目指す時には、たとえ「主観的」で「一般性」に欠けるとしても、特定の○○さんとの個性的な関係を調整することについては、むしろ当事者の方が専門家よりよほどたくさんの知識と経験をもつ「玄人」だと言えるでしょう。

当事者が主観的で個性的な「玄人」としてもつ力と、客観的で一般的な専門家がもつ力はそんなふうに違いがあると思います。だからこそ「素人」だけど当事者としては「玄人」である東山夫妻との語り合いの中に、今まで専門家的な視点だけでは気がつきにくかった新たなことの何かが見えてくるのではないか、そして専門家と当事者両方の力がうまく組み合わさった時、何か前進があるのではないかと期待します。

第三にお読みいただきたいのは、ご自分の配偶者や恋人、あるいは職場の同僚など身近な人について、よくわからないけどなんだかコミュニケーションの取りづらさを感じている方です。このような方は実は意外と多いのではないでしょうか。その取りづらさは何が原因となっているのかわかりません。コミュニケーションをむずかしくする原因は何も「アスペルガーと定型のズレ」には限りませんから。

それでも本書を読まれて自分たちの間にも同じような問題を感じられる方もあるかも知れません。そうすれば、そこから次の新しい手がかりが得られることでしょう。もし「いや、自分たちはどうもこれとは違うようだな…」と感じられたとしても、いま悩まれているコミュニケーションのむずかしさへの新しい見方、新しい工夫を、本書をきっかけにして考えつかれるかも知れません。本書で大切

はじめに

にしている「お互いの考え方や感じ方の違いを理解しようと努力をする」という方法は、別にアスペルガーと定型の間だけに意味があるのではないのですから。

ここで「考え方や感じ方の『違い』を理解しようとする」と書いて、「お互いの考え方や感じ方を理解しようとする」と書かなかったのには、理由があります。

私（パンダ）とパートナーの間に交わされた次の会話をちょっと読んでみてください。

妻：あなたの気持ちを楽にしてあげられなくてごめん。
私：そう言ってもらえるだけで、支えになるよ。

さて、この私の言葉に対しパートナーはどのように答えたでしょうか？

① ありがとう。そんなふうに言ってもらえると少し気が軽くなる。
② うれしい。そう言ってもらえれば私も支えられる。
③ そう言われるのは負担。

読者のあなたはどれだと思われたでしょうか？

正解は③です。「そう言われるのは負担」。

「え？ なぜ？」とワケがわからなくなった人はやはり「重度の」定型（発達者）かもしれません。言い方を変えれば、アスペルガー者の感じ方について理解のできない人、アスペルガーの人の気持ちを思いやれず負担を掛けてしまう人です（もちろん私・パンダもその一人ですが…）。あれあれ？ 他者の気持ちを理解したり共感したり、思いやれないのはアスペルガーの特徴と言われてませんでしたっけ？

このとき何で③になるのか、びっくりして傷つきもした私はパートナーに尋ねてみました。そして彼女もいろいろ考えながら一所懸命説明を試みてくれました。でもけっきょく私にはよく理解できないままでした。こんなふうに「お互いの感じ方の『違い』」がわかって、相手にはそれなりの理由があるのだというところまではわかる。でもその理由がどうもピンと来ない。そういうことはとてもよくあることだからです（興味をもたれた方は、ぜひ私のブログ中の記事「負担」とそれに対する定型やアスペルガーの方のコメントをご覧ください。いろんな可能性が提案されています。「アスぺと定型」というブログです http://communicative.cocolog-nifty.com/blog/）。

それでも地道にそういうやりとりを続けていくと、少しずつは今までわからなかったことがわかるようになることもあります。でもそれは「これで全部わかったぞ！」というのとはほど遠いわけです。なのに、なんだか面白いことが起こります。わからないながら一所懸命聞き合うということが続くうちに、なんだか相手に対する信頼感が生み出されてくるんですね。それは一種の絆と言ってよいかも

はじめに

しれません。そしてその絆を頼りにさらに次の一歩を踏み出そうという気持ちが出てくる…。そう考えると信頼とか絆は「相手のことを完全に理解している」ことと関係なく、「お互い一所懸命理解しようと努力する姿勢を保ち続けている」ことをベースにするものかもしれません。

本書は、「定型発達者がアスペルガーという『障がい』を解説する」といった本ではありません。また、専門家がそれをする本でもありません。「アスペルガーの人が定型の社会に適応するにはどうしたらいいか」というハウツー本でもないし、「アスペルガーの人に対して定型発達者がどのような援助をすべきか」を説明する本でもないです。かといって、たんに「一組のアスペルガー当事者カップルの体験談」でもないのです。というより、そもそも

「アスペルガー者」＝「障がい者」
「定型（発達）者」＝「非障がい者」

といったステレオタイプでものを考えていないのです。確かに「障がい」はあります。でもそれはアスペルガーと定型が、コミュニケーションについてかなり違った理解の仕方や考え方、感覚をもっているためにやりとりがズレて生じるものであって、アスペルガーの人の「中」に「障がい」があるとは考えていません。ズレとは、アスペルガーと定型が出会った時に「そこ」に生み出されるものなのです。

実際いまは定型発達者が多数派だから、定型発達者のやり方が「正しい」とされていて、それに合わせられないアスペルガー者は「困った人」と見られている場合が多いかも知れません。一方で、時代の最先端を行っている会社のある種の部門ではアスペルガーとおぼしき方たちの活躍が著しいらしく、そういう職場に定型が混じって定型らしく振る舞ったりすると「なに、あの変な人」という目で見られるという話も聞きます。こうなるとアスペルガーが多数派になって「障がい者」と「非障がい者」が逆転してしまっています。

また、ご自身がアスペルガーという「狸穴猫（まみあなねこ）」さんが主宰して大活躍の「アスペルガーライフ blog」（http://maminyan.blog5.fc2.com/）がありますが、ここには「アスペルガー者のための定型発達者研究」という画期的なコーナーがあります。何が画期的かというと、アスペルガーの目から見て、とても不思議な定型の行動を研究してやろう、という企画なのです。もちろんこの時アスペルガーの見方の方が自然で合理的なものとされ、「定型の人はなんでそんな変なことするのかなぁ」というのが議論のテーマです。

そうなんです。今はお互いの考え方や感じ方の違いがよくわかんなくていろいろトラブルが起こり、少数派のアスペルガーは「障がい者」として待遇されざるを得ない。そこのところをもう一度もとに戻して、「お互いどういう人間なの？ 何を考えてるの？ なんでお互い理解し合うのがむずかしいの？ どうしたらそこを調整したり融通し合ったりできるの？」といったことを本書を通して考えたいのです。どっちが正しいとか優れているという議論はなしです。

はじめに

本書のおおよその構成は次のようになっています。

まず、東山夫妻が離婚をするということで交わされた手紙の紹介をします（1章）。お二人のその文章の感じもずいぶん違いますが、カレンさんの文章などを見ると、どれほど深刻な悩みを抱えていらしたのかの一端が実感されると思います（特に定型の方には）。

それから私がお二人別々にその生い立ちから結婚までをインタビューしました。本書では子ども時代から就職まで（2章）と、出会ってから結婚まで（3章）に分けて紹介しています。お二人の個性がどんなふうに展開して出会いに至り、何が二人を結びつけたのかを理解する一助にしてください。

次は、私の司会でお二人との座談です。結婚からカレンさんの退職までの比較的順調だった頃から退職を期に関係に暗い影が差し始めた頃（4章）、それがどんどんひどくなって離婚寸前までいった時期から、あるきっかけを経て再び前向きに共に進もうとし始めた過程（5章）をお伺いします。それからそういう過程で、お互いにどんな工夫をしてお互いの理解を深めようとしたか、ズレを調整しようとしたか、それでもまだ難しい問題として何が残っているのかなどについてお話を伺います（6章）。

ここまでのインタビューと座談を文字に起こし、それらの原稿すべてを東山夫妻それぞれに読んでいただきました。読んで感じられたことを、それぞれに書いていただき、私の感じたことも書かせていただきました（7章）。

締めくくりは、その全体を読まれての、娘さん（はる菜さん）の感想です。

本文中のところどころに、私（パンダ）の「はる菜さんへのインタビュー」が顔を出します。このインタビューですが、東山夫妻へのインタビューや座談に先立ち聞かせていただいたものを抜粋し、私の判断で適宜配置しました。下にお示ししたような形式で掲載しています。

また、次のページの本書「もくじ」に続けて、「東山夫妻の歩み…あの日あの時」と題し、お二人の歩んでこられた道を年表にしてみました。とくに、出会い・結婚から現在まで、本書のインタビューや座談で語られた内容が、どの時期のどのような状況のもとでの言葉（あるいは、思っていたこと）であったのか、ときどきこの表と対照して本文を読み進めいただければ、と思います。

たった一組の夫婦の事例ですが、このようにしていくつかの異なる「目」を立体的に重ねてみました。

このような本書から、読者ご自身との共通点も違いも含めいろいろな発見につなげてもらったり、そこから皆さんにとっての次の一歩に向けた新しい発想が生まれてくることを、心から願っています。

> **パンダ** そうすると小学生時代は比較的いい思い出が多くて，それが中学に入ったくらいからかなりシビアになってきて…。
>
> **はる菜** そうですね，母も忙しくはあったけどまぁ元気だったし，夫婦でお酒を飲んでいる時とかよく「お父さんみたいな人と結婚しなさい」って，小学校の時は言ってたんですけど，やっぱりけんかが多くなった時期から，言わなくなって。

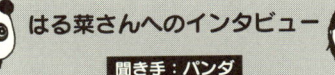

はる菜さんへのインタビュー
聞き手：パンダ

アスペルガーと定型を共に生きる ● もくじ

はじめに（斎藤パンダ） i

東山夫妻の歩み…あの日あの時 xiii

1章 離婚をめぐる二人の手紙 ………………………………… 001
話し合いに向けて 002
これまでの経過の一部と今後について 006

2章 二人の生い立ちと就職まで ……………………………… 017
東山 伸夫さんへのインタビュー 018
東山カレンさんへのインタビュー 045

3章 二人の出会いから結婚まで（パンダ・エディション） …… 069

4章 座談Ⅰ 結婚から関係に暗い影が差し始めた頃まで …… 091

5章 座談Ⅱ 離婚寸前で踏み止まり、前向きに進み始めた頃 …… 117

6章 座談Ⅲ 理解を深め、ズレを調整してきたが、まだ残る難しい問題 …… 149

7章 インタビューと座談を終えて …………………………… 177
つなぐ——再生、そして未来へ（東山カレン） 178
必然——なるようになる（東山伸夫） 184
物語りに立ち会って（斎藤パンダ） 189

さいごに（東山はる菜） 194

［注］1〜6章のもくじの小見出しは、次のページの「東山夫妻の歩み…あの日あの時」に掲載しています。適宜ご参照ください。

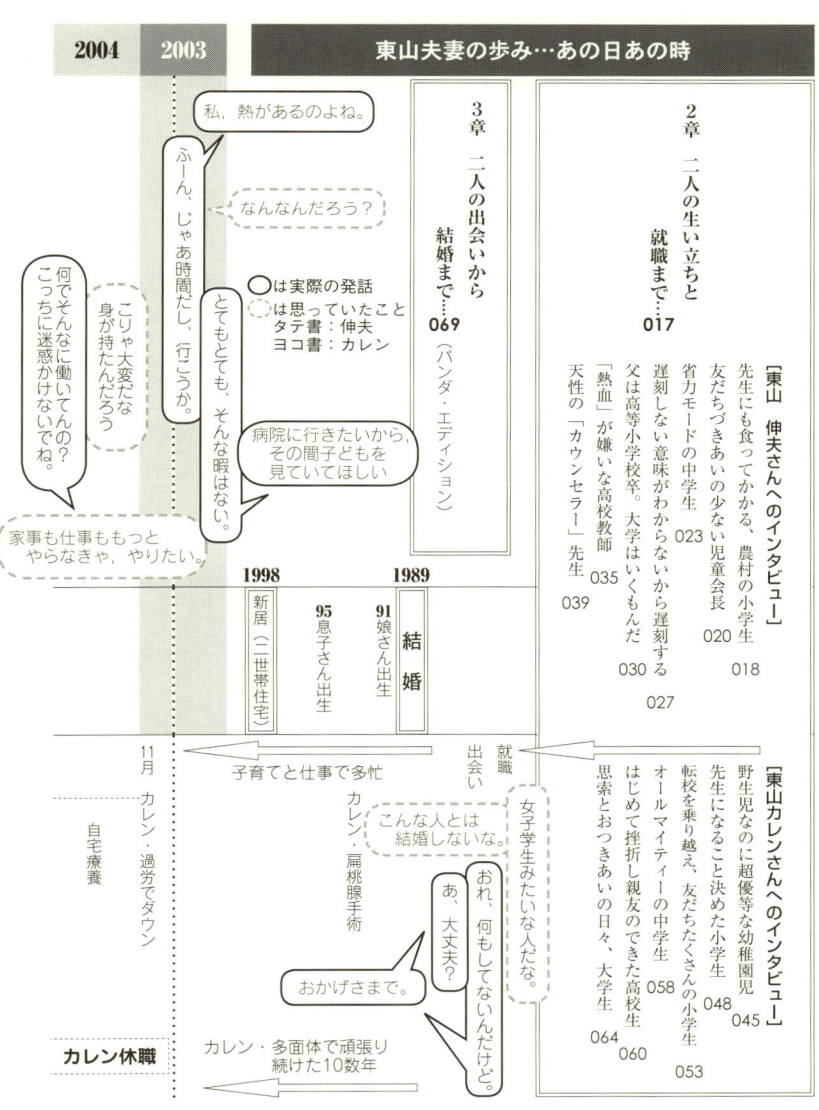

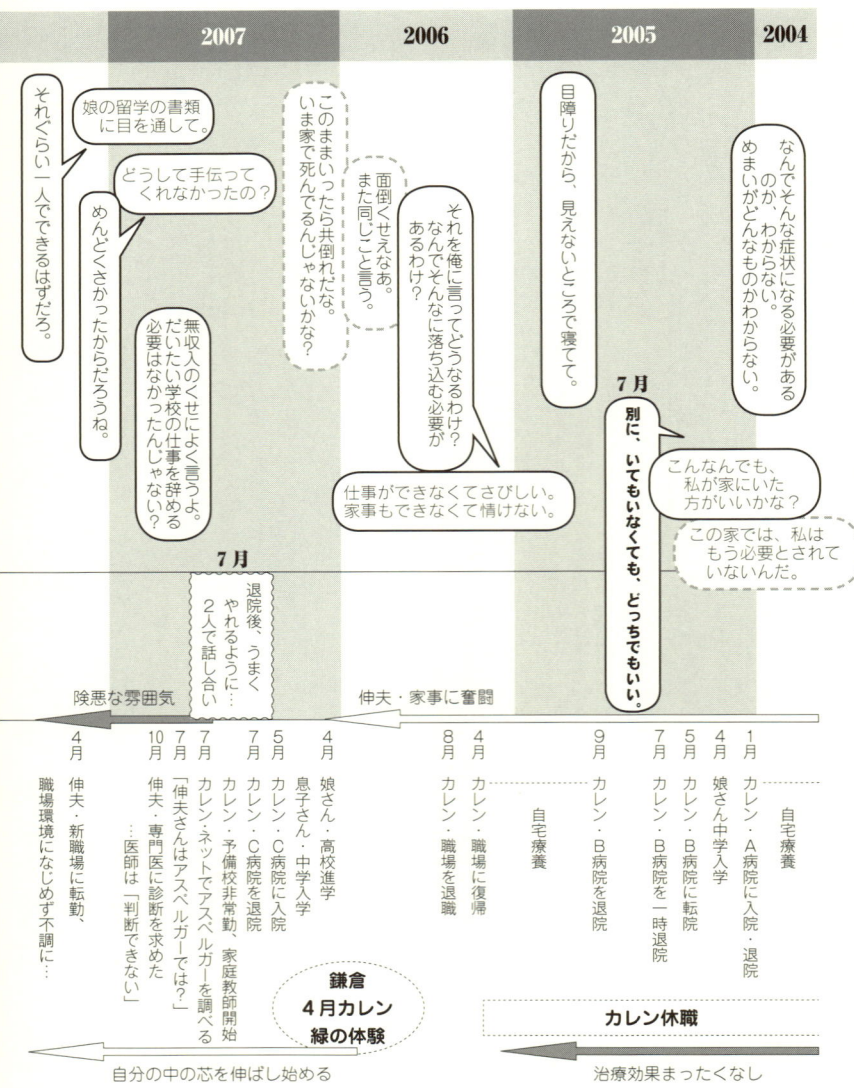

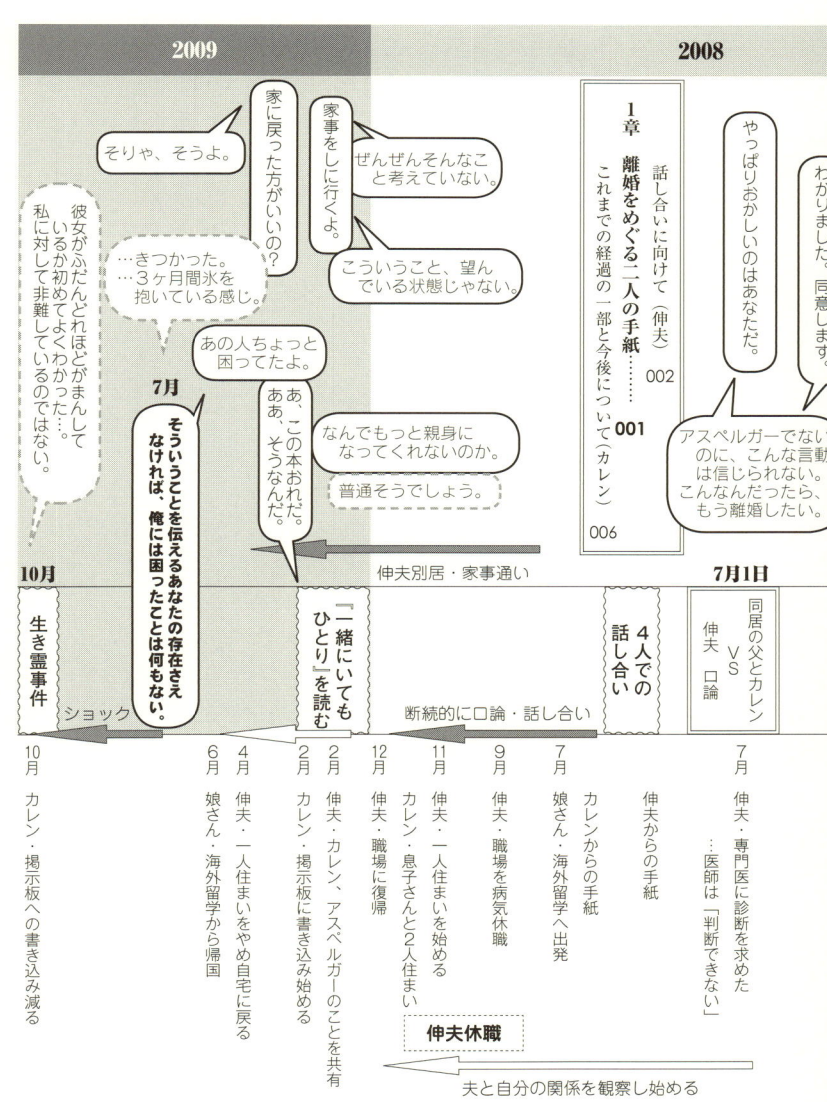

東山夫妻の歩み…あの日あの時

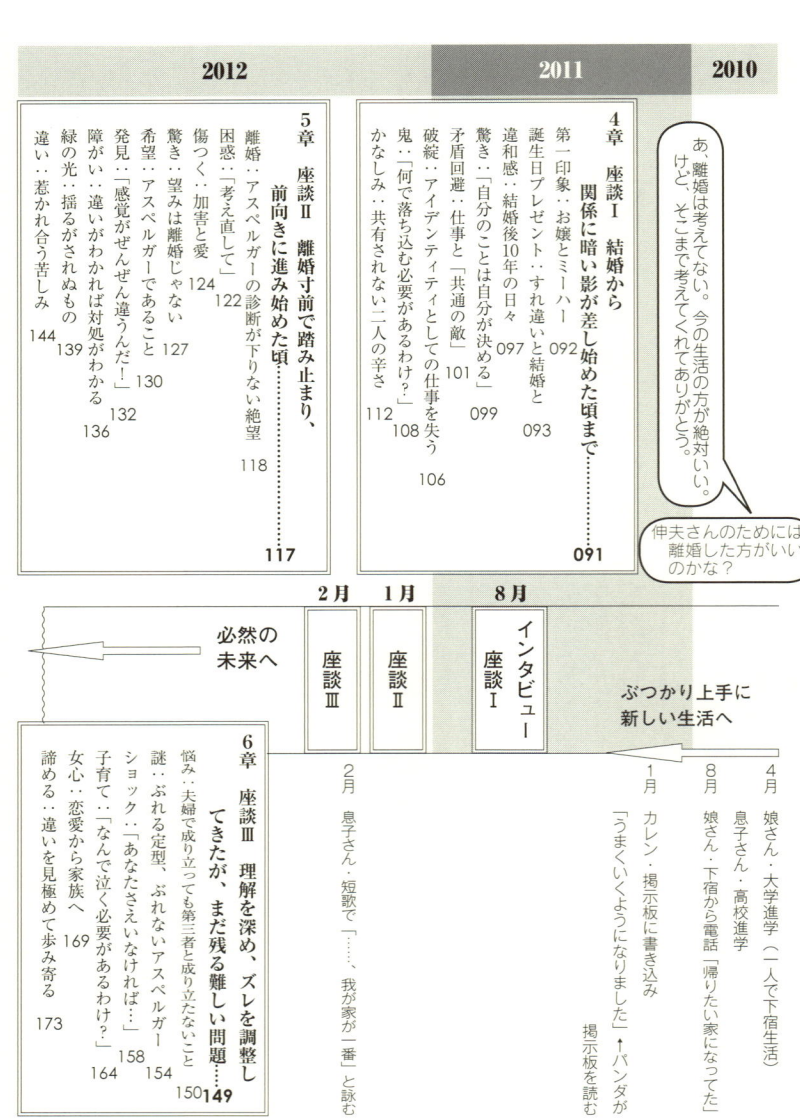

2010 / 2011 / 2012

あ、離婚は考えてない。今の生活の方が絶対いい。けど、そこまで考えてくれてありがとう。

伸夫さんのためには離婚した方がいいのかな？

4章　座談 I　結婚から関係に暗い影が差し始めた頃まで……091

- 第一印象…お嬢とミーハー 092
- 誕生日プレゼント…すれ違いと結婚と 093
- 違和感…結婚後10年の日々 097
- 驚き…「自分のことは自分が決める」 099
- 矛盾回避…仕事と「共通の敵」 101
- 破綻…アイデンティティとしての仕事を失う 106
- 鬼…「何で落ち込む必要があるわけ？」 108
- かなしみ…共有されない二人の辛さ 112

5章　座談 II　離婚寸前で踏み止まり、前向きに進み始めた頃……117

- 離婚…アスペルガーの診断が下りない絶望 118
- 困惑…「考え直して」 122
- 傷つく…加害と愛 124
- 希望…望みは離婚じゃない 127
- 驚き…アスペルガーであること 130
- 発見…「感覚がぜんぜん違うんだ！」 132
- 障がい…違いがわかれば対処がわかる 136
- 緑の光…揺るがされぬもの 139
- 違い…惹かれ合う苦しみ 144

8月　インタビュー座談 I
1月　座談 II
2月　座談 III

必然の未来へ

ぶつかり上手に新しい生活へ

- 4月　娘さん・大学進学（一人で下宿生活）
- 8月　息子さん・高校進学
- 8月　娘さん・下宿から電話「帰りたい家になってた」
- 1月　カレン・掲示板に書き込み「うまくいくようになりました」→パンダが掲示板を読む
- 2月　息子さん・短歌で「……、我が家が一番」と詠む

6章　座談 III　理解を深め、ズレを調整してきたが、まだ残る難しい問題……149

- 悩み…夫婦で成り立っても第三者と成り立たないこと 150
- 謎…ぶれる定型、ぶれないアスペルガー 154
- ショック「あなたさえいなければ…」 158
- 子育て…「なんで泣く必要があるわけ？」 164
- 女心…恋愛から家族へ 169
- 諦める…違いを見極めて歩み寄る 173

xvi

1章
離婚をめぐる二人の手紙

　お互いにアスペルガーと定型のことに気づかずに来た東山夫妻。カレンさんが体調を崩して高校を退職する頃から、その矛盾が吹き出したように関係は厳しくなり、二人は「離婚」への話し合いを始めます。その時、長女のはる菜さんは高校2年生、長男の暁さんは中学2年生。はる菜さんは一年間の海外留学を目前に控えていました。
　ここに掲げる二通の手紙は、はる菜さんが出発する数日前、そして、カレンさんのご両親との二世帯住宅に同居していた伸夫さんが職場（高校）近くにアパートを借りて別居することになる四ヶ月前に交わされたものです。

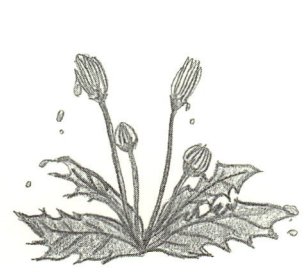

話し合いに向けて

伸夫

○今の気持ち

7月1日にカレンとお父さんから言われてやっと気づいた事があります。それは私の存在がお二人を苦しめているということです。今まで、なぜそんなに「離婚、離婚」と口にするのか、離婚したがるのか分かりませんでしたが、「一緒にいたくない」「娘を苦しめるのはやめてくれ」ということだったのだと悟りました。離婚に同意します。

一刻も早く、私がこの家を出て行くべきだと思いますが、夜子供たちとあれこれ話したり、二人が話しているのをただ聞いているときの幸福感は何物にも代え難いです。彼らが巣立っていくまでの残された時間を、一緒に過ごせたらいいなと思います。また、「あのとき両親が喧嘩したあげくに離婚したから、精神的にも経済的にもスポイルされて思い通りの進路選択ができなかった」という思いを二人にさせたくありません。

私は結婚以来、カレンとお父さんお母さんのおかげで「分不相応」な暮らしをさせて貰いました。子供たちにも幸せな思いをさせて貰いました。ありがたく思っています。これからは20年ちかくも幸福な生活をさせてもらったことに感謝し、「御礼奉公」をするつもりでここに置いて頂ければ嬉しいです。

離婚後は「独りよがりで経済的にもかつかつ」の生活に戻るだけだと思えば気が楽です。物心ついてから就職するまでそうだったことを思えば、なんとかやっていけると思います。幸福な時代のことを時折思い出して、子供たちに年に何度かでも会えれば十分です。「孫の世話」もやってみたかったけれど、それはあきらめます。

今後の事について、具体的な事を書いてみますのでご検討下さい。

即刻私が家を出ると…

・カレンの体調を考えると家事が滞る。
・子供たちには今しばらく父親が必要。
・カレンの収入が十分ではない。

この3点から次善の策を考えてみると、次のようになるのではないかと考えています。

① 2013年3月（暁の高校卒業、大学進学＝一人暮らし）までの間

私は○○のこの家に留まらせてもらう。ただし、夫としてではなく極力「御礼奉公」をする使用人の感じで、最大限努力して生活費を家計に入れるために。カレンに対しては極力「御礼奉公」をする使用人の感じのように振る舞う。はる菜が居る期間は一階の和室を寝るときだけ使わせて頂くとありがたいです。生活費については2008年7月時点と同様に、月々の不足分（○万円）をカレンに負担して貰いつつ、別紙予算の通り努力します。私はこれまで以上に節約を心がけ、家計簿をより詳細に記入します。目標はただ一つ、子供たちの学費の確保です。……（注1）

② 2013年3月に「離婚届」を提出

親権はカレンにあるものとします。それ以前にカレンから見て右記①の約束が履行されていない場合は、お父さんお母さんも交えて協議し、その時点で離婚届を提出し、即刻私は家を出ることとします。離婚届は私が記入・押印したものを2008年7月の時点でお父さんお母さんに預けておきます。

❷

003　1章　離婚をめぐる二人の手紙

③ 私が家を出る際に

恐縮ですが家の所有権相応分を頂きたいです。……（注2）その時点での月収手取りが〇〇万くらいと思われますので、そこから子どもたちへの仕送りをします。2017年3月の卒業見込みの時点まで毎月〇〇万円を想定しています。私は残りのお金で2022年3月の定年まで一人暮らしを続けます。その間に子供たちの結婚その他に必要な費用は基本的に折半します。なお、離婚のことを子供たちに告げるタイミングは協議して決めますが、暁が大学1年の夏休みぐらいが適当ではないかと考えています。

④ 2022年3月、私の退職

予想では退職金が〇〇万くらいなので、カレンに以前退職金から「立て替え」てもらった約〇〇万円を除き、折半します。試算ですがカレンに〇〇万位を手渡すことができると思います。

⑤ 2022年4月以降

定年後は働かないつもりだったのですが、撤回し真剣に職を探します。年金受給までの5年間の収入を何とか確保して、カレンの平均的な月収を上回るようであれば同程度になるように私から手渡しますが、逆に私の方が低い場合は何も求めません。

⑥ 年金受給開始後

カレンの年金受給開始を待って合算し、二人の受給額が同じになるように差額を私からカレンに手渡しします。

❸

004

以上、今考えられる限りを書き記しました。調整すべき所を指摘して下さい。修正の上実行していきたいと思います。

(注1) カレンさんの手書きでの書き込み1
・この後まもなく独断で〇〇万円の融資を受け、手数料、保険料などに〇〇万円ほど使っている。
・「少なくとも子供たちが大学を卒業するまでは不動産投資はしない」という夫自らが言った約束を反故にしたことに対して、夫は「裏切られた、と思うのはそう思う人たちの感覚の問題。自分は、自分がいいと思ったことをしただけ」。

(注2) カレンさんの手書きでの書き込み2
・10月10日（金）の両親との話し合いで「いらない」（もらわなくていい）ということになった。

1章　離婚をめぐる二人の手紙

これまでの経過の一部と今後について

2008年7月16日
カレン

思えば、伸夫さんとは結婚当初（正確には準備段階）から、何かと生活習慣の違いや家族というものに対しての価値観・人全般と接する際の価値観の違いは、随所で感じていました。ただ、そのことで違和感を感じたり一時的に喧嘩をすることはあっても、私が健康であって仕事で日々忙しくしている限りにおいては、それらのことは日常の忙しさにかまけてお互いに忘れていられたのだ、と当時を振り返ってみてあらためて思います。

*****

二人のベクトル・気持ちの方向性がずれるのは、いつも決まってこちらが不調の時でした。小さなことを挙げればきりがありませんが、今でも強烈に心の痛みとして残っていることは、扁桃腺の全摘出の手術の時のことです。

この手術は、伸夫さんは歯を抜くぐらいのことにしか考えていなかったようですが、全身麻酔を伴う手術で、医師からは家族の同意と付き添いを求められていました。ところが、伸夫さんの反応は「とてもとても、そんな暇はない」のひと言。結局、母に全行程につき合ってもらい、手術後の麻酔が覚めず朦朧としている中で出血が激しい時間帯もずっと母に世話をしてもらいました。

その他、はる菜がまだ5ヶ月の頃、私が高熱を出して「病院に行きたいから、その間はる菜を見ていて欲しい」と頼んだ時も反応は全く同じで、「とてもとても、そんな暇はない」。結局、その時にはまだ免疫力のない赤ん坊を抱いて病院に連れて行くわけにもいかず、かと行って病院に行かないわけにもい

かず、同じマンションの方に事情を話し、その方にはる菜を預けて病院に行きました。家族だから頼りにしたい時、家族にしか頼めない時、そんなときに「とてもとても、そんな"暇"はない」のひと言には、なんとも情けない寂しい思いをしたことを今でも忘れることができません。

しかし、本当に二人のベクトルがどんどんずれてしまい、致命的なところにまで至ったのは、5年前に私が過労でダウンして以降のことです。

とにかく、めまいがひどくて何もできない、ちょっと近所に買い物に出れなくてめまいを起こして迎えに来てもらわなければならないような状態が続き、また、新しい試みを取り入れての授業が本格化した矢先に休職という形で職場を離れてしまうことになり、卒業学年の担任の職務も全うできなかった私としては、毎日情けなさと焦燥感に苛まれる日々でした。

そんな、日を追うごとに先の見えない不安が大きくなって行く中、私にとってさらに辛かったのは、その不安や焦燥感・家族や職場の人に対する申し訳なさ・家族の中でお荷物になってしまっている（とその頃は感じていた）辛さを、伸夫さんがわかってくれようとしなかったことです。

「なんでそんな症状になるのかわからない！」「めまいがどんなものかわからない！」「なんでそんなふうに落ち込まないといけないわけ!?」「なんで、思うように仕事ができなかったくらいで悔しいと思う必要があるわけ!?　わからない！」…とにかく「わからない！」「理解できない！」の連続でした。

＊＊＊＊＊

「目の前に具合が悪い状態でいられると目障りだから、見えないところで寝てて！」と言われた時には「本当に、病気の私が邪魔で目障りで仕方がないんだ」とその時の私は感じましたし、3年前の入院の際の一時退院の時、「こんなんでも、私が家にいた方がいいかな？」と尋ねた時の「別に、いてもいなくても、どっちでもいい」との伸夫さんの言葉には、「ああ、この家では、少なくと

❷

1章　離婚をめぐる二人の手紙

も伸夫さんには私はもう必要とされていないんだ」と感じ、その後の入院中、そして退院後の気力低下の大きな原因になりました。

どういう意図で伸夫さんが右記のようなことを言ったのかはともかく、自分でもどうしようもない、そして、いつ終わるとも全く見通しがつかない不調の中にあった私にとっては、伸夫さんの言葉は元々の体調不良に追い討ちをかけるような言葉の数々でした。
申し訳ない。けれど、こんな自分でもどこか何かで必要とされるなら」という、病人の一縷の望みのようなものを、ことごとく砕かれ、自分の居場所のなさを感じ、生きていることに罪悪感を抱くようにさえなってしまった…「人のせいにして！」と思われるかもしれませんが、先の見えない病気の真っ只中にいる人間の心理としては、少なくともあの時の私の心理はそのようなものでした。

もしあの時、少しでも「辛いだろうね」「気持ちはわかるよ」「いてくれたら助かるよ」というようなことを言ってくれていたら（伸夫さんの性格では「わからないものはわからない」「迷惑なものは迷惑」とか、言いようがなかったのだとは思いますが）、私はそれをどれだけ心強く思い、それがどれだけ励みになり、そして「いつかは治る！」「家族のためにも治そう！」という気力をもっともっと早い時期に持つことができたことかと思っています。

自分でも経験したことのない、しかも医学的に"当時"は数値としては原因不明だった症状の中で感じていた不安に加え、一番身近で一番わかって欲しい人に連発された「わからない！」、そして時として「具合の悪いあなたは邪魔」とも病人にとって取れるような言葉は、病気への不安の他に、「誰にもわかってもらえないという不安」「孤独感」「無力感」「自分の存在意義への疑問・否定」という心境を私の中で募らせていくものとなりました。

上記のようなことが積もり積もった結果ますます体調を悪くし、伸夫さん、家族、そして友人たちに

*****

③

は大変迷惑をかけてしまいましたが（その後の入院の中で幼少時からの気持ちの整理がつき、「自分がだけが罪悪感を持つ必要などない」「自分は自分。どこにいようと、何をしていようと、私は私。私の居場所は自分の中にある」…そんなふうに考えられるようになるまで元気になることができました。（この時期、いろんなことを伸夫さんに一生懸命してもらったことは感謝しています。）

*****

が、残念なことに、去年7月21日の退院後わずか2週間でまた伸夫さんとの間で口論が起きるようになり、その中での伸夫さんの言動から、私は徐々に「離婚」ということを考えるようになりました。以下、「離婚」というものを徐々に考え始めるようになった伸夫さんの言動です。

● 3年前、体調不良時にめまい（脳貧血）を起こして座り込んだ時
「なんでまた今、こんなことになってるわけ!?」

（1年前私と口論になったとき）
「無収入のくせによく言うよ！　今までは同じだけの収入があったから五分五分と思ってきたけど！」
「俺の中には、あなたに対してこう漠然とした理想像があるよね！　なのに、どうしてあなたはそれに当てはまらないんだろう？」
「だいたい学校の仕事を辞める必要はなかったんじゃない!?　実際、今、夜仕事に行けるくらい完璧な体調になってるでしょ!?」

（〈完璧な体調とは言えず、仕事に行けるぐらいの体力を温存できるよう途中中で休憩したり、以前の二の舞にならないよう、できると思うこと・したいと思うことの7割程度にあえて押さえて行動するよう心がけている〉という私の言葉に対して） ←
「具合が悪いなら悪いで、寝ててくれないとこっちにはサッパリわからない！」

「金がない、と思うのって、正直すっごくストレスなのよね!」
● (二人で後押ししようと決めたはずの娘の留学に関しての手続きについて、何度も「一緒に書類に目を通して」「締め切りが厳しいからこれを手伝って」「それぐらい、ひとりでできるはずだろ!」ととり合ってくれず、費用の送金、研修への引率等一部を除いては、ほぼすべての手続き関係は私任せ。

● (どうして手伝ってくれなかったの?)に対して)「めんどくさかったからだろうね! それに、あれぐらいあなたひとりでできるはずだと思っていたからだろね!」
● 「目の前でミスされたり、あれができないこれができない、って言われるのはイヤなのよね!」
● 「家族のけがや病気が、自分のせいで起こったことなら責任を感じるけど、自分が原因になっていない限り、"家族としての責任"とか"めんどうをみる責任"とかいうものは考えたことがない。自分のせいでない限りは迷惑」。
● (私の「何で人の話の一言一句に、まるで揚げ足取るようにいちいちこだわるの?」の問に対して)「どこで矛盾を見つけて、どこで反論しようかと思って聞いているのだから、一言一句にこだわるのは当たり前じゃないの⁉」

*****

何度も言いましたが、私は右記のようないろんなことがあった中でも(もちろん私にも非があったは思いますが)、なんとかこじれた関係を円滑なものにしようと、自分から折れてくることあるごとに機会を作って、関係修復に努めてきたつもりです。これも先日話しましたが、できるだけ、双方、そして家族みんなが楽しく過ごせるよう心を配って来たつもりり・家族の誕生会…できないわけではなく
です。(無理してというわけではなく)
でも、その企画から2、3週間もすれば、また「なんで~なわけ⁉」というやり取りになり、元の黙

阿弥…。このようなことがあまりにも繰り返されると、盛り上げようとしていた・なんとかしようとしていた分、よけいに気持ちの落差も大きく、同じ繰り返しが回を追うごとに、虚しさも増し気力も落ちてきてしまいます。

特に、今回、大きな影響を及ぼしたのは、右にも書いたはるる菜の留学関係の手続きのことでした。子どもを二人で後押しするつもりで始めたことなのに、「言わないと手伝ってくれない」「言っても手伝ってくれない」しかも、手伝ってくれなかった理由が「面倒くさかった」「あなたがひとりでできるはずだろ！」「ミスするはずないことでミスしてるのを見るのってイヤなのよね！」…何度聞いても、聞けば聞くほど理由にもならない、ただの言い訳にしかなってないのではないでしょうか。要するに「自分は面倒だからしない。あなたに任せる。けど、ミスをしてるのを見ると苛立つ。けど、自分は自分ひとりではできなかっただろうね」…子どもの人生にとって大きなイベント、しかも親として二人が決めたこと、それなのに、一緒にもせず、しなかった理由がこれ、しかもそれがしなかったこの正当な理由でしょうか？

このことで、私が「伸夫さんを信用できなくなった」と思ってしまう、その気持ちはおかしいですか？　病気の時、家族の大事なイベントの時、そんな大事な時こそ、一緒に動いて欲しい・考えて欲しい、と夫である伸夫さんに対して思う私の方がおかしいのでしょうか？　そして、今後また誰かの病気・人生における大事なポイントで、私ひとりがすべてを負うことになるのでは、と不安に思うのは、私だけの杞憂でしょうか？

*****

私の方では、「こんな関係が続くようならいっそ離婚した方が！」という気持ちも正直強くあり、実際「離婚」を最初に口にし始めたのは私の方ですが、反面、なんとかできるものならば、妥協策・改善策も考えたいと思っているところです。いろんな思いが去来し、特に、高2・中2という二人の子ども

⑥

1章　離婚をめぐる二人の手紙

のことを考えると、どういう形を取るのが一番よいのか、毎日悩んでいるところです。

将来いつか離婚、ということはこれから、そして今後のあり方の結果として実際あるかもしれませんが、私としては、伸夫さんが書いているように「4年後の離婚を前提に」という生活は、とても不自然な気がしてなりません。4年なら4年、お互いに最善を尽くして、それでなんとかなるものならよし、それでもダメなら…という方が、まだよっぽど自然なのではないかと思います。

「離婚」を初めに言い出したのが私であることには違いありませんが、伸夫さんが書いているように「4年後の離婚を前提に今後の生活を考えること」、ましてや、「御礼奉公」「執事」云々のような気持ちで伸夫さんに4年もの月日を過ごさせるなどと言うことは、とても考えられませんし、そんなことは私の頭の中のどこにも一度たりとて浮かんだことのない考え方です。

まるで「昔の奉公人」のような気持ちで、伸夫さんにこの先4年も過ごさせるようなことになるよりは、私の体力と経済力さえあれば今すぐにでも離婚して、伸夫さんに自由の身になって欲しいと心から思います。このような「滅私奉公」と言わんばかりの自分を抑えに抑えた生活を伸夫さんにさせてしまうかと思うと、フルに働けるだけの体力を失い、そして経済力を失っている自分のことが改めて情けなく悔しく感じずにはいられません。

*****

まだ十分に考えがまとまっていない状況での走り書きですが、私としては、「子どもたちのことを第一に考え、そして、"夫婦としての近い甘えた距離感"を、"他人どうしであれば常識的に考えて取らないであろう言動をお互いに取らないような冷静な距離感"に変えて行く努力をすること」が、まずは先決ではないかと考えています。

「私が退院して家に戻るにあたっては、精神的にも物理的にも距離を取る」…これは、去年のちょうど今頃、1日かけて話し合って出した結論でしたよね。そして、その約束事を守ることを前提に、私の7月21日の退院を決め、二人の再出発を考え、子どもたちにも「なんとかうまくやれるように頑張って

みるから」と謝罪と今後のことを話しました…そうですよね？　今こうして書きながら考えてみると、結局、その時の取り決めがいつのまにか、かなり早い段階で反古になってしまっていたことも、今のような状況を招いてしまった一因のように思います。

＊＊＊＊＊

ところで「離婚」となると、伸夫さんは「自分がこの家を出て行く」と初めから決めているようですが、このようなことは私も両親も考えていません。

ここは、土地こそ所有権は両親のものですが、10年前に伸夫さんと両親、そして私の4人で（当時は祖父もいましたが）「ああでもないこうでもない…」「こうしたらああしたら…」と、今後の生活を考え、本当に長い時間と労力をかけて一生懸命最善のものになるように考えて建てた家ではありませんか。その後のローンの返済にしても、子どもたちのことにしても、2人の間にいろんなことがあったとは言え、一生懸命に力を合わせて生活をしてきた場ではありませんか。

もともと、伸夫さんをよそ者として考えているのであれば、このような家を建てる計画そのものもなかったでしょうし、今までの数回の話し合いも、伸夫さんを本当に家族だと思っているからこその本音のぶつけ合いだったのではありませんか。

＊＊＊＊＊

二人の間で煮詰まってしまってどうしようもなくなり、第三者の意見が必要になった際、第三者とは言え、結局私の両親しかその場にはいなかったのですから、伸夫さんにとっては、どうしても「3対1」のような形になってしまうことは申し訳なかったと思っています。

ただ、「それぞれによかれと思って、それぞれが本音を出し合ったのが、これまでの話し合いの場であった」ということだけは、わかって欲しいと思います。伸夫さんにとっては、「自分が出て行けばいいだろう」と思わせるようなこともあったのだとは思いますが、私も両親も、そのようなことは決して考えていません。そこだけは、本当にわかって下さい。

⑧

「自分さえ出て行けば」という気持ちにさせてしまったのであれば、その点は心から謝りたいと思います。ごめんなさい。

結果的に離婚となれば、「伸夫さんが出て行く」というのも一つの方法であるとは思いますが、いくつかの他の選択肢も考えられるのではないかと思います。

例えば、この家は言うまでもなく二世帯住宅です。ですから、「上のスペースを今まで通り伸夫さんが使い、下の両親世帯に私がしばらく居候の形で戻り（いずれ現実的には、庭の手入れやご近所づきあいも含めた下のスペースの管理も必要になって来るでしょうし）、子どもたちが帰省して来たときに、姓や生活スペースは別々ではあるけれども、子どもたちの親が同じ屋根の下にそろっている」…虫のよすぎる考え方かもしれませんが、こういう選択肢だってあるのです。

親権については、伸夫さんが提案してくれたことをありがたく受け、はる菜と暁の親権は私が持たせてもらおうと思います。健康不安やそれに伴った経済的な不安はありますが、子どもたちの精神面での安定を考えながら、私なりにベストを尽くしたいと思います。

尚、離婚後の子どもたちの姓については、そのまま「東山」にしておくのがよいのではないかと考えています。子ども達には、できるだけ両親の離婚というものから来る変化や衝撃を与えたくないし、姓が変わるとなると、当然子ども達の周囲の友人その他にも離婚のことが知られ、「東山」のままならしなくてもよい辛い思いをすることにもなるでしょう。いずれ子どもたちそれぞれに、人に親の離婚のことを話さなければならない場面状況が出てくるとは思いますが、そういう必要が生じる頃には子どもたちの心の整理ができていることを願っています。

＊ただし、姓を選択するにあたっては、もちろん子どもたち自身の意見を聞く必要もあると思っています。

＊＊＊＊＊

「子ども達にとっては、今までと同じようにお父さん（伸夫さん）がいて、姓は変わっても同じ

屋根の下のお母さん（私）がいて、自分達は今までと同じ「東山」のままでいられる」…私たちの気持ちと物理的なものの整理さえつけば、子ども達にとっては、この形が一番すんなり負担もより少なく受け入れられるものなのではないかと思うのです。

右記のように、「4年後の離婚を前提に」ということに対しては、今の私としては違和感を覚えざるをえません。でも、実際、結果的に離婚するとなれば、右のような形が今私に考えられる選択肢の中ではベストだと思っています。

*旧姓に戻って、下にしばらく居候の形になることができるかどうかは、両親とも相談が必要ですが。尚、その際には、居候費として両親に食費・光熱費・等は入れるつもりです。

*離婚した場合の、伸夫さんが立てた経済的なプランそのものは、大変ありがたいと思います。また、体を壊したばかりに、以前のような収入がなく、伸夫さんに負担をかけることに対しては申し訳なく思っています。右にも記したように、何事につけても、フルに働けない体力と、そこからくる経済力のなさには自分自身はがゆい思いをしています。

*順序が後先になりますが、共同生活を続ける期間については、現在の健康状態や勤務状態が維持できる限りは、月々〇万円はこれまで通り入れていくつもりです。

ただ、体力面で無理がきかないこと・依頼される仕事の量もこれまでの1年間で見てきたように、変動が激しいこと、の2点から、現在ほどの仕事ができなくなった場合には、その額を割り込むこともある可能性がある、ということもご承知置き下さい（少なくとも現状維持ができればよいとは望んでいます）。

*****

以上は、これまでの経過を二人の関係から振り返ってみて、今後のことを私の側からいろいろ思い出したり考えたりしたものなので、それこそ一方的なものになったかもしれませんが、昔、感じていたこと・思ったこと、今考えていることをそのまま書いてみました。

ただ、今、これまでこだわってきた経緯全部を記憶から削除してリセットできるものならリセットして新たな境地で家族の笑顔を守れたならば…昨夜の、何気ない夜の団欒の笑い声を聞きながら、こんなことを今さらながらしみじみと思いました。子どもたちのくったくのない笑顔を、少なくとも昨夜には作れていたようなこの雰囲気を、今後わざわざ壊していくのかと思うと、なんとも自分たちのしようしていることが身勝手にも思えて、ずいぶんやるせない気持ちにもなっています。

「離婚」を考えたり、「でもできることなら」と考えてみたりで、結論は出ていませんが、以上が今私が考え得るほとんどすべてのことです。「離婚」を初めに言い出したのは私だということを考えると身勝手だとは思いますが、とにかく、子どもたちはもちろん、両親、そして当の私たち誰もが、惨めな思いをしたり悔いの残るような結論を出すようなことがあってはならないと思っています。

まとまりのない長い文章になってしまいましたが、どういう形に持って行くにせよ、「家族それぞれが、安心して外で心おきなく活動できる拠点となるような家庭・帰って来てホッとできるような家庭」を築いていくこと（一緒の家庭であれ、別々の家庭にであれ）を考えて行きたい…それが今の私の気持ちです。

⓫

2章
二人の生い立ちと就職まで
インタビュー

たとえアスペルガーの方であれ、定型発達の方であれ、誰ひとり同じ人はいません。それぞれがみな個性的な、自分自身の人生を歩んできています。アスペルガーと定型のカップルも、そんな個性的な人生を歩んできた二人が、ある時出会い、恋をして、結ばれるのです。では東山夫妻はそれぞれにどんな道を歩み、その途上でどのように出会い、どんなふうに結ばれたのでしょうか。この後の2章と3章では、結婚に至るお二人の道筋をインタビューしてみました。凄絶な闘いの日々がやがて訪れることをまだ知らないお二人の、思い出の日々。それらの日々があってお二人の闘いとその乗り越えが、まさにお二人らしく進んだことを、私たちは4章以降の座談の章で感じることでしょう。

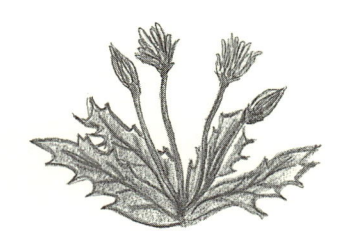

東山伸夫さんへのインタビュー

先生にも食ってかかる、農村の小学生

パンダ　どんな個性のお二人が後に出会うことになられたかを知りたくて、ここでは伸夫さんがどんなふうに育ってこられたか、どんなお子さんだったのかをお聞きしたいと思っています。

伸夫　私は四人兄姉の末っ子で、九州の純農村地帯の非農家の生まれです。祖父があるところの熱心な信者で、今でいうノイローゼだったらしいんですね。熊本のそれなりに農家だったこの田畑を売り払って、所属していた教会のすぐ近所に移り住んだそうです。だから、東山という姓も町内に一軒しかなくて異端というか、そういう感じは幼い頃からありました。あるとき所属していた教会の跡目争いみたいなのがあったんですね。当時の教会の会長が亡くなって揉めていたのがわかって、「すごくくだらないな」と感じて。次期会長と目されて争っている人々と比べたら、「うちの父の方が人格的には立派だよな」とか感じていたのを覚えています。

パンダ　うーん。それはいつ頃？

伸夫　小学校高学年の時。なんかこう、だんだんカラクリみたいなものがわかってきて、嫌気がさ

して、「もう私は宗教には関わらない」って、親に宣言したんです。

パンダ　お父さんはお仕事は何をされてたんですか？

伸夫　父は学歴が高等小学校卒、大正6年の生まれ。ずっと定職には就いてるんだけど、途中で体をこわしたり、景気が悪くなって勤めてたところがうまくいかなくなったりとかで、何年…十年単位くらいで仕事が変わってたんですね。ずっと経済的には厳しかったですね。

パンダ　うん。お母さんはご自宅にいらしたんですか。

伸夫　父とおんなじところで働いていることが多かったですね。二人で、セットみたいな感じで。それでも私が末っ子で、兄姉が職に就いたり学校を卒業したりするから、経済的な状況はどんどん目に見えて好転したんです。

パンダ　「あー豊かになったなあ」とお感じになった印象的な出来事ってあります？

伸夫　そうだなぁ。きっかけは忘れましたけど、父と二人でアイススケートをしに行ったのかな、なぜか。そして洋服を買ってもらったっていうのがありましたね。6年生とか中1とかそれくらいのときですね。うん。

パンダ　あー。ご両親としても少し、余裕ができたなという気持ちになられたんでしょうね。

伸夫　下の兄と四つ学年が違うので、高校を卒業して彼もすぐ就職したから。上が全部出て。高1の時に姉が結婚、一緒に暮らしていた祖母が亡くなって。ガラッと環境が変わって、高1の私、三人家族に急になっちゃった。そうそう、母が小学校の時に、比較的年老いた両親と高1の私、授業参観に来ると、友だちが悪気なく、「あ、おばあちゃんなんだ」みたいなことは言ってました

019

高等小学校卒　戦前の学制で、正式には「尋常高等小学校」と言い、小学校卒業が入学資格で2年制、卒業時14歳。当時はその後旧制中学校（5年制）などに進学する人は、現在の大学進学者よりはるかに少なかった。

ね。「いや、違うよ、(笑) うちの母ちゃんだよ」ってね。妻とは同年代で、一学年しか違わないのに環境がずいぶん違うから、親が一世代ずれるんですよね。妻とも話すんですけど、小学校の時は、まあ気の強いっていうか、空気を読まない子どもっていうか、「それいつの時代の話？」っていうのがありますね。

パンダ　ふっふっふっふ。(笑)

伸夫　小学校の小さい頃の通知票で印象的な先生のコメントで言えば、担任とはそんなにがちゃがちゃやってなかったんですけど、他の学年の先生となんかダメ。おかしいっていうか、「先生嘘ついてるな」っていうか。他の子に対する発言で「先生それ違うだろ！」って思うのがあると、やっぱりくってかかってましたね。通知票に「気に入らないことがあったら、泣いてても抗議する」と書いてありました。あまり教員受けの良くない子っていますよね。その子に対して他の学年の先生がけっこう差別的だった。

パンダ　あー、それは自分のクラスの友だちが言われていたわけですか？

伸夫　その状況で、しかもクラスの担任の先生でもないあなたが、そういうことを言うのはおかしいっていう感じかなあ。

パンダ　具体的な言葉とかは覚えてます？

伸夫　いや、ごめんなさい。忘れた。なんかそういうことがあったというか、しでかしたっていうのは記憶に残っているんですけど。

パンダ　お父さんって自分にとってどんな人？

はる菜　そうですね。私も詳しい学術的な話とかできないんですけど、ニュースを一緒に観ている時とか、感情面の話っていうよりは社会情勢とか、教訓的にみた話ですごい盛り上がるし、面白い話し相手というか。親っていうより友だちみたいな感じが強いかなと思いますね。甘える甘えないの対象ではない感じ。

はる菜さんへのインタビュー
聞き手：パンダ

友だちづきあいの少ない児童会長

パンダ　ほんとに泣いてくってかかった感じだったわけですね。友だち関係はどうでした？

伸夫　あのー、ごく少数とつきあう。それはもう、中学くらいまで変わらなかったですね。なんかこう、いろんな人と仲良くするというのができなくて。接点が見つけられないという感じ。

パンダ　接点になるのは、たとえばどんなことだったですか？

伸夫　はあ、どうかな。接点…。だからそれを意識しないでいつのまにか自然にこう…、話したりしてる人と、気づいたら親しくなっていた。

パンダ　今でも連絡あります？

伸夫　あります。で、たまたまみんな教員です。みんな高校の教員。科目はバラバラ。

パンダ　へえー。転校の経験とかは？

伸夫　ありません。田舎の学校だったから、ずっと学級委員とかはしてたんですよね。生徒っていうか、同級生からとても受けがいいわけではないというか、ぜんぜん逆なんですけど。煙たがられているのと、まあ、成績は良かったから。成績が良くて、なんかちょっと変わっているというか、そういう扱われ方ですよね。

パンダ　どういうところが「変わってる」って言われてたんですか？

伸夫　言葉遣い。たまたま今、国語の教員ですけど、土地の言葉があんまり好きじゃなくて。私たちの頃ってもうテレビとか普及してたから。いわゆる標準語の方が、ものが言いやすいなと思っていたふしはありますね。とくに、議論したりおかしいことを追求したりする時には方言ってうま

021　2章　二人の生い立ちと就職まで

パンダ　ご家庭ではどういう言葉をしゃべってらした？

伸夫　それはもう土地の言葉です。家ではもちろん。たとえばすごく細かい話だけど、土地の言葉では兄のことを、うまく発音できないんだけどちょっと変わった言い方で呼ぶんですよ。で、なんかそれが恥ずかしくて口に出せなくて。下の兄のことを名まえで呼ぶんですよ。今でも。たぶんあの、口がまわりの人とか、姉とかがそういうふうにその下の兄のことを呼んでたから、口まねで。たぶんあの、口が回んないような頃から、そう呼んでたと思うんですね。だから一般的にその地域でつかわれていた、兄を呼ぶ呼び方っていうのはしないんですね。

パンダ　へえー。お父さんお母さんがお話しになってた言葉というのは、やっぱり土地の言葉？

伸夫　はい。百％そうです。

パンダ　そうすると、家庭としては完全に、その地方の言葉だったわけですよね。じゃあ、学校で使う共通語って、どのように身につけられたんですか？

伸夫　それは、見よう見まねって言うか。テレビとか教科書とか。自然にモードが切り替わってて、そのオフィシャルな感じの時にはそれなりにねえ。変なイントネーションとかアクセントとか、間違いだらけだったろうけど、それなりになんか標準語っぽくしゃべってた。

パンダ　学校の先生はどっちだったか、記憶にあります？

くいかないなって心に感じてて。子どもだけの児童会とかでも、会議やったりする時には方言でやってるとかなんかこう進まない気がして。それにぐずぐず時間取るのも嫌だから。そういう時は言葉遣いもちゃんとしてやるのがお作法だろう…、というのは自分だけ勝手に思っていました。

共通語　戦後の用語で，1949年，国立国語研究所の調査で方言と標準語の中間のような言葉が話されていることがわかり，「全国共通語」，略して「共通語」と名付けられた。その後，「共通語」と呼ぶことが急速に広まった。現在の方言はマスコミや交通機関の発達によって，より共通語化している。

伸夫　とくに授業にあってはきちんと、ベタベタの土地の言葉じゃなくて、あらたまった感じで。切り替えておられたんじゃないかなと思います。

パンダ　それはつまり、共通語。

伸夫　に近い言葉。授業用の話し方と雑談をする時では違ってた…、ような気がします。

パンダ　ということは、それがモデルになったかもしれない？

伸夫　と思います。だからあらたまった時はこういうしゃべり方をするんだっていうのは、今お尋ねになったからそう思うだけかもしれないけど、そんな気がします。

パンダ　なるほど。児童会でもなんか役員をされていたんですか？

伸夫　会長ですね。5年と、あ、6年の時かな？　5年の時はその副みたいな。当然、5年でそれをやると、6年で会長やるみたいな…

パンダ　そうすると学校の中でも優秀な子どもの一人っていう位置づけなわけですよね。

伸夫　位置づけとしてはそうですね。で、自分としては二番だなと思ってました。

パンダ　あ、そうなんですか。なんか一目置いてる友だちが。

伸夫　うんうん、仲良しの、もう一人の方がやっぱり生まれつきの能力が高い、と思ってました。ただまあ私の方がめだつタイプだったから、会長とかは私がしてました。

パンダ　なるほど。そのもう一人の友だちは、児童会もやられてたんですか？

省力モードの中学生

伸夫　やってなかったと思います。だからまあ役割分担みたいな感じで。おっとりしたタイプの、いわゆる大器晩成タイプなんですね、その友だちは。だから「前に出るとかそういうのはおまえがやって」みたいな。別にそんな二人で相談したとかはないんだけど、自然と。うん、そんな感じ。いや、向こうがどう思ってるかわかりませんよ。私はそういうふうに思っていました。

パンダ　ということは、そういう児童会みたいなことはお好きだったわけですか？

伸夫　あのー、他の人がもたもたやってるの見るぐらいなら私がやった方が早い、と。

パンダ　ああ、なるほどなるほど。

伸夫　いつもそうです。大人になってからも他に優れた人がいたら「もうどうぞお願いします」っていう。

パンダ　なるほどね。「誰かやらない？」とかみんなモジモジモジモジしていると、さっと。

伸夫　それ以前っていうか。だからって、「はいはいはい」っていうんじゃないんですよね。モジモジするっていうより他人から「やって」って言われることが多かったような気がします。

パンダ　ああ、そうですか。もう「あの人だ」っていうふうになっちゃってたのかな？

伸夫　そうかなあ。ちょっとわかりません。自分から手を挙げたりはしないです。

パンダ　ああ、そうなんですか。

伸夫　そこらへんは、カッコつけだから。

パンダ　もし言われたら、断りはしない？

伸夫　うん。だって、他の人がするとめんどくさいだろうなあと。（笑）その場にいなくてすむん

パンダ　そうです。どうぞご勝手にっていう話ですけど。いなきゃいけないから。で、自分がそこにいてもたされるのが嫌なんで、自分がやってました。ただそれは小学校までです。

伸夫　中学校はなんで？

パンダ　そういう意味で、中学は私より適任の人が。三つ小学校が集まってる中学校なんで。ならあの人で。ね、能力があるから。うん、あの人にしてもらったら楽だなと。

伸夫　ぜんぜん違います。そういうわけではないんですね。

パンダ　そう、そらへんはあんまり理解されないところかもしれないですね。

伸夫　ふうん。まわりからはやりたがり屋だっていうふうに見られやすい？

パンダ　そう、そういうふうに見られるのは嫌なんで。できるだけやりたがりと思われないように。かつ最低限、自分の労力としてもできるだけロスがないようにやって。だからそのベストを尽くすという感じじゃなくてほどほどのところで、まあ世間も許す程度に、省力化してやると。

伸夫　なんか、ちっちゃい頃からそうなんですよね。だから、小説とかドラマとかで、いわゆる優等生とか熱血のタイプとか、自分の力を顧みずに一生懸命やるっていうのは、「違うなぁ」って。

パンダ　ふうん。（笑）その生き方というのはどうやって身についたものなんでしょうね？

伸夫　「自分にはとても好きじゃないし、できないなぁ」っていうのは思ってましたね。

パンダ　ほお。「好きじゃない」っていうのは、どんな感じですか？

伸夫　なんか、恥ずかしい。それをその、自分でちょっと離れた所から見てて、「おまえ、よくそれやるね、そんなこと恥ずかし気もなく」みたいに思う自分がいたんで。自意識過剰ですよね、す

ごく（笑）。

パンダ　そうすると我を忘れてもう夢中ですることとか、そういうことに対してはちょっとブレーキがかかる？　思い出す限り、そんな感じで生きてこられたんですか、今に至るまで？

伸夫　うん。今に至るまで。

パンダ　あ、そうなんですか。（笑）なんか身近な方でそういう生き方をされてきた方を思いついたりします？「あぁお父さんも一緒だったなぁ」とか。

伸夫　あ、実在の人物ではいないですね。だからって、誰かその架空の人物を模倣したっていうこととでもないような。うん。

パンダ　とくになんか憧れの人があって、その生き方がいいなと思って、自分が意識的に選んだということではない。そうすると、小中学校、あるいは高校まで含めてもいいですけど、自分が熱中してやったっていう記憶というのはあまりない？　これに打ち込んだ、みたいな。

伸夫　ないですね。うん、こう全力を尽くしたというか、ないですね。

パンダ　何事もほどほど。それは心地よい生き方っていうことになるわけですか？

伸夫　そうですね。だから、不満っていうか、そういうのはあまりなかったですね。

パンダ　不完全燃焼感があるとか…？

伸夫　うーん、不完全燃焼感はすこしはあったかなぁ…。だからけっきょくもうそういうのはある程度生き方になっちゃってたかなぁ、その年齢のくせに。だからそれ以外の振る舞い方とかはわからなくて。さっき言ってたことと矛盾するかもしれないけど熱い感じの人、一生懸命になれる人っ

伸夫 ていうのは、高校くらいになったら「うらやましいな」とは思いました。打ち込めるものがすでに見つかっているというか。てらいなく、そういう生き方ができることでなかったというか。

パンダ あ、うん、軽く「うらやましい」っていう。

伸夫 その「うらやましい」っていうのはそんなに強いものでなかったということですか？

遅刻しない意味がわからないから遅刻する…

パンダ なるほど。友だち関係とか先生との関係とかで、小中高あたりで自分のことをよく表わしている印象的なエピソードって、何かあります？

伸夫 私、小学校の時から時々休んでたんですよ、日常的に。

パンダ ふーん。

伸夫 どんな時でしょう？ 体調じゃなくて気分で「あぁなんかそろそろ休みたいなぁ」と。

パンダ 「あぁ、そろそろ」。（笑）それは時々来るわけですね？

伸夫 そう、年に何回か…。だから私、皆勤って生涯したことない。で、そのついでみたいにしょっちゅう遅刻してて。小学校の時から。で、あんまり遅刻しないで行くっていう意義がわからなくて。「なんだそれ？」って。（笑）言ってて自分でもおかしいけど…。で、しょっちゅう遅刻してたんですね。そしたら、あるとき業を煮やした先生が、裏庭に机を捨てたんですよ。

パンダ ほおー。

伸夫 行ったら机がなくて、先生が怒ってて。「あんまり遅刻するから机はもう捨てた」とか言っ

て。「えーっ」て。反省するとかじゃなくて、先生、そんなことしなくていいじゃんって。自分で机を裏庭から拾って、戻って。何食わぬ顔で授業を受けたんだと思うんですね。もしかしたら、その後こんこんとお説教されたのかもしれないけど。覚えてない。反省したかったっていうと、もちろんしてない。

パンダ ほおー。今、先生という逆の立場をされてて、そういう子どもがいたら、どういうふうに対応されます？

伸夫 机捨てる前に話すでしょうね。「なんでそんなに遅刻すんの？」って。小学校の教員じゃないからわかんないけど。小学生で、別に体が悪いんでもなく、家によんどころない事情があるわけでもなくのべつ遅刻してくる。「何を考えてるの？」って。

パンダ え？ この先生は伸夫さんに「なんで？」って聞いてくれなかったんですか？

伸夫 聞いてはくれなかったですね。聞いてほしいとも別に思ってもなかったような気もするけど。嫌いな先生っていうわけじゃなかったけど、先生ってまあそれぐらいのつきあいがちょうどいいかなと思ってて。だからほんとはわがままな話で、そこ突っこんで聞いてほしかったのかもしれない、いま思うと。

パンダ ふうん。それは何を聞いてほしかったか、思い当たることあります？

伸夫 「なぜそんなに遅刻するんだ？」と。そしたら生意気なこと、さっき言ったように、「遅刻しないで来る意義があんまりわかんない…」とかいうことを、先生に正直に言ったと思うんですよ。そしたら、その先生がなんかその意義をわかるように言ってくれてたら、「ああ、なるほど」と思

パンダ　ほお。そんなことで、毎日間に合うように行ってたかもしれない…。

伸夫　うーんと。他にはないですね。ただ、あの成績が、なんだろ？　高学年の先生なんですけど、「能力が高いくせに勉強しないから成績が悪い」みたいなことを通知票に書かれたんですね。それはなんか記憶に残っていますね。たぶん、発奮させようと思ってのことだろうと思いますけど。「ほら、あんたがねえ、こんなふうだから、先生こんなこと書いてらっしゃるよ」みたいな。それなら口でちゃんと言ってよっていうか。親は笑ってましたね。

パンダ　ふうん。そうですね。それは小学校の高学年ですね？

伸夫　そうですね。5年かな？

パンダ　先生とのトラブルっていうのはそんなことぐらいですか？

伸夫　トラブルっていうのは、基本的にはないですね。

パンダ　でも机を投げ出すくらいになればやっぱり…。

伸夫　ああ、投げるというか、けっきょく行ったら机がないんですよ。先生、激昂してるわけでもなんでもないんですよ。「おまえはもう机はない」とか何とか言われて。そういう感じですね。私の記憶として。すごく怒っててっていうんじゃなくて…。

パンダ　（笑）なるほど。

伸夫　だから、すごく怒ってたんだったら、こっちも子どもだから、泣いたりとか謝ったりとかあるんだと思うんですけど。そういうことはたぶん、なかったんですね。「えーっ」とか言いながら、

がさがさ机を戻して。普通に授業を受けると。

パンダ　机どこでしたっけ？　庭？

伸夫　裏庭。平屋建ての校舎だから。表側が廊下で、裏側から直接裏庭にも出られて。

パンダ　面白いなぁ。ぼくが聞いてて面白く感じたことっていうのはね、とにかくうわーって怒るっていうのは怒りのけっこう初期の段階ですよね。で、その段階を過ぎると、（笑）むしろ黙って机出しちゃっておとなしく怒るって、もうすでにうわーっていう熱い怒りを越えた後の段階の怒りだというように見えるんだけど。（笑）

伸夫　そうだったのかもしれない。

パンダ　（笑）一方で5年生なら副会長をやるような身でありながらね。

伸夫　だから、それはすごく先生も「こいつはわかんないヤツだな」と。あんだけこうね、必要とされる部分をそつなくこなし、まぁ成績もとり、けどなんか遅刻してくるし、時々休むし、つかみ所がない、という感じだったんでしょうか…。

父は高等小学校卒。大学は行くもんだ

パンダ　お父さんとお母さんってどんな方だったですか？

伸夫　そうですね。父はやっぱり学歴がなくて職を変えたっていうこともあって、不思議なタイプでしたね。能力はすごくあった人で自信家だったんですね、父も。「も」と、あえて言うけど。（笑）農村地帯にあって自分は農家じゃなくて、経済的には苦しくてだけどなんか飄々としてて、

世の中のこととかけっこう批判的に見てて、あれこれ私はしゃべってましたね。

パンダ　あ、よくしゃべってらしたんですか。

伸夫　ええ。だんだん年とるにつれ、私も年を経るに従って、「あー、親父さん、いい人なんだけど…」、成功した人をうらやむというか、そういうところが少しずつ見えてきて、「いや、それはしょうがないじゃん」って思ったり。そのねたんだりひがんだりする程度がもうちょっと度を超してたら、すごいけんかしてただろうなと思う。「ひがんでんじゃねえよ」っていう。

パンダ　お父さんとすごくぶつかっちゃったりしたことっていうのは…？

伸夫　ないです。一度も手を上げられたことがない。私、殴られたのは教員だけです。

パンダ　じゃあ、非常に穏やかな方？

伸夫　そうですね。兄姉の中でも私がいちばん怒られてないと思う。経済的な状況みると「私の将来っていうのは厳しいな。さあどうしたもんかな」、と。兄姉は誰も大学行ってないんですけど、ごく小さい頃から「大学には行くものだ」と私は思ってて。

パンダ　それは何でなんですか？

伸夫　それはやっぱり運転免許のような、パスポートのような感覚ですね。父が持っていなかったもの。もし違う環境に生まれてたら、父は旧制中学かひょっとしたら高等学校ぐらい卒業して、そこそこの職に就いてたんだろうなと思うんですね。サラリーマンとかやってたかも知れない。でも現実は要するに工員さんだったから、「あぁやっぱり学歴っていうのは絶対に身につけなきゃいけないなぁ」と。兄姉みててタイプがぜんぜん違うし、「自分はたまたま学校の成績はいいから大学

031　2章　二人の生い立ちと就職まで

パンダ　兄姉の中では成績はとび抜けてよかったんじゃないの？

伸夫　いえいえ。姉の方がよかったですね。

パンダ　あー、そうなんですか。

伸夫　ただ姉はうちの経済状態がよくないし、私を含め下に弟が二人いるから高卒ですね。地域の名門高校を良い成績で卒業してるし。ただそんな姉で最初から就職コースに在籍していたけど、すんなり就職が決まらなかったんですね。やっぱりその頃は身元調査があったと思うし親がちゃんとした職に就いてないと…。けっきょく履歴書なり応募用紙に当時はそんなこと書いてたでしょ？　父親の職業とか。「これって差別なんじゃないか」って子ども心に思いましたね。だから自分は「大学に行って免許証を手に入れられた方っていうのはご記憶ないですか？

パンダ　親戚の中で、大学を出られた方って、きちんと世の中に出ていかないとバカバカしい」と…。

伸夫　いない。中卒とかの人も多かった。いちばん上の兄中卒ですし。集団就職だから。「まぁ、大学というのは行くもんだ」と。「行かなきゃ」って思いましたね。

パンダ　いや、まわりにそういう人たちがいれば自然に自分も行くもんだと思うっていうのはわかるんですよ。

伸夫　ちょうど、逆ですね。

パンダ　逆に他の人たちは行かなかったから、「私は行くもんだ」と思われたわけですね。

伸夫　だからそこに能力だけじゃなくて境遇とか、けっきょく学歴っていうものが、すごくその人

の人生にある意味陰を射すというか、悪い影響を与えてるなって身に浸みた。頭でっかちだから、その頃小説とかドラマでも境遇がよくなかったばかりに進学を阻まれてとか、能力もあって志もあったんだけど、お金がないばっかりにみたいなのは、ある種ステレオタイプな描かれ方でありますよね。「あんなの自分はもううまっぴらごめんだ」と思ってたから。「それって、けっきょく親のせいにしてる、環境のせいにしてるってことだから、非常にカッコ悪いな」と。

パンダ はー、カッコ悪いという感じだったんですね。ではまわりから、「おまえは大学に行け」というふうに勧められたという記憶はありますか?

伸夫 記憶はないです。そういうことを言う両親ではなかったですね。そういうことを親に言われる前に、自分が思ってた。

パンダ 実際に大学に行かれた時のまわりの人の反応で、覚えてらっしゃることはあります?

伸夫 私は青山学院なんです。高校1年の時に、最初の中間テストでひどい成績をとったら、もう、クラスの中でそういうレッテルが貼られますよね。いちおう学区の中で一番いい高校だったから、「こいつ勉強ができない」とかいう扱いをされて、「だけど変わってる」みたいな。なんかそういうポジションになっちゃって。

パンダ 勉強全体としてはどうだったんですか?

伸夫 すごくバランスの悪い学力だったんですよ。数学は苦手。国語は学年で一桁の順位だったり。英語も別に何もしなくても、真ん中よりはずっとできる、学校の成績と模擬テストっていうのにすごく差があって、模擬テストの方がずっと良かったんですよ。

033

青山学院 私立の青山学院大学。略称は青学。1878年メソジスト派宣教師によって設立された耕教学舎を起源とし1949年に大学として設置された。自由な校風で知られ、近年はサザンオールスターズ、槇原敬之など多くのミュージシャンも輩出。「テニスの王子様」の主役校も青学だが青山学院ではない。

パンダ　はー、そうなんですか。

伸夫　それがまた良くなくて。「学校の成績悪いけど、模擬テストそんなに悪くないじゃん」とか言って、言いわけがいつもあるんですよね。「学校の成績悪いけど、模擬テストそんなに悪くないじゃん」っていうのが、わが家にあってはいちばんよかったと思うんですね、経済的な意味でも。だけど、とても学力が足りなくて、特に科目ごとのバランス悪いから、高校3年ぐらいになったらさすがに悩んでました。それで、九州の人間にとっては、小学校・中学校で成績が上位だったら、九州大学に行くか行かないかっていうのが一つの基準、バロメータなんですよね。

パンダ　うん、うん。

伸夫　だから、周囲というか、自分としてもそれくらいだったら、運転免許で言えばゴールドみたいな感じですね。で、「あー、とてもゴールド免許は手に入らないな」って思った時にポスターが高校に貼ってあったんですね。「新聞配達をしながら」と。「どうしようかなー」って進学しましょう」、「あ、これだ」と。「よし、早稲田に行こう」と…。親に、「こういうしくみがあって、行くことにする」。相談するんじゃなくて、事後承諾っていう感じです。私の中でも絵が浮かぶというか、そのシステムを使って早稲田大学に行ってっていうのが、確固たるものとしてイメージされてしまったんですね。そうすると受験勉強も別に嫌いじゃなくて成績もとれるし、絞り込んでやったらいいから「あー、楽勝」とか思って、高3の秋・冬、共通一次、出願までしたのに、けっきょく受けてないんですよ。私立だけ受けて。その時に初めて飛行機に乗って、東京に受験に行って。ところが二つとも落ちちゃって、「ありゃー」って。それは実際受けた時にわかったんで

新聞配達をしながら　新聞社の奨学金制度を利用して学費の一部または全額にあてられるよう、在学中新聞配達・集金などの業務を行なう制度。多くは都市部の新聞販売店に斡旋される制度。日本新聞協会の調査では、近年、雇用される学生数にかなりの減少傾向が見られている。

すけど、「これ、点数足りないわ」と。「あー、浪人かー」と思って、そのまま新聞配達やりながら、東京で予備校に行ったんですね。東京の学校に行くって決めた時に、もう親とは話がついてたから、「落ちちゃったから、行くねー」とか言って、「おう」とか言われて。高3、卒業式終わって一週間ぐらいですかね、もう東京に行ったんですね。その時に母が、うち車がなかったから、自転車に二人乗りして見送ってくれたんですね。私が、自転車を運転して、母がバッグ持って、後ろに乗って…。駅で別れ際に私にお辞儀してくれました。

パンダ　うーん。

伸夫　そして、浪人して新聞配達しながら予備校に行きました。もうちょっと自分でも学力がつくかなと思ってたら、今一つでしたね。やっと二回めに青山学院に受かったから、「あーよかった」と。「ぎりぎりセーフ」って感じですね、自分の中では。

「熱血」が嫌いな高校教師

パンダ　青山は学部は何でしたっけ？

伸夫　文学部です。その文学部、話あとさきになりますが、けっきょく高校の終わりぐらいに、「高校の教員になろう、教科は国語だ」と思って文学部にしたんです。

パンダ　それはなんでなんですか？

伸夫　教員になるんだったら、「あ、なりたい」じゃなくて「なろうかな」って感じなんですよね。すごく失礼な話なんですけれど。特に、国語の教員が中学の時すごいハズレで、ずっと思ってまし

035　2章　二人の生い立ちと就職まで

た。「この人が教えるぐらいだったら、教えてもらわない方がいい」と。

パンダ 「国語の先生がとってもすばらしかったから自分も国語の先生になろう」と思ったみたいな話はしばしば聞くんだけれど…。

伸夫 正反対、正反対。

パンダ あの人がやるぐらいだったら、自分の方がいいということですか？

伸夫 はい、まさにそうです。

パンダ はー。他の科目ではそれはなかった？

伸夫 他の科目ではそこまではなかったですね。やっぱり教わってるって感じ。好きだったのは英語の先生。だから、今思えば「英語を選べばよかったのに」と。どっちが好きかって言ったら、じつは英語の方が好きなのかもしれないけど、けっきょく模擬テストの成績が国語の方がよかったから、「国語が楽していけるかな」と思って。

パンダ あ、そこでも「楽して…」というのがあるんですね。

伸夫 はい、あるんです。そこで英語をきちんと大学で勉強して英語の教員になってたら、ずいぶん違ってたと思います。

パンダ 高校の教員ですか？

伸夫 …はないです。子どもに教えることに何かプラスのイメージをもっていたんですか？

伸夫 高校の教員て「ああいいな」と思って。なんかこう一生懸命教えるという感じもなく、生徒たちもごく自然な感じでやる人はやるし、やらない人は他人に迷惑をかけずにさぼってるし。高校が昔風の高校だったから、やりたかったらやりなさいと、いう感じだったんですね。

036

こう静かな感じ。なんかたんたんと時間が流れてるっていう感じだったんですね。

パンダ　そこで高校っていう選択肢が入ってきたわけですね。小学校とか中学校になると…？

伸夫　最初からぜんぜん考えてなかったです。

パンダ　考えてなかったんですね。もっと密に子どもだちと関わってみたい、とかね。

伸夫　そうそうそう。そんなこととてもできないし、したくもないし。だけど高校のさらっとした感じはいいなと思って。

パンダ　なるほどね。子どもと密に関わるのはできないし、したくもないしっていうイメージが自分の中でどこかでつくられていったんですか？

伸夫　どうなんでしょうね。学園もののドラマは好きじゃないんですよ。今でも。熱いやつ。嫌う人多いと思います、私たちみたいなタイプは。かんべんしてよって。だから、高校の先生で、2年と3年の担任がそれぞれ国語の先生で労働組合をやってた先生なんですけど。ご自分の専門があってそれをゆるゆると語る。「君が勉強したかったらしなさい」と。そういうこと、口ではおっしゃらないんですよね。それを身をもって示すという。

パンダ　昔のなんか、エリート校って感じですね。

伸夫　そんなにレベルの高い学校では…。母校に教育実習に行った時に、あれ、数年前に卒業したはずの自分の母校なのに、先生たちの顔ぶれ変わってる、昔とぜんぜん違うと思いました。教員になったら、自分が過ごした高校時代と、ぜんぜんタイプの違う高校に勤務したんで、唖然とすることの連続でしたね。

037

学園もの　1971年日本テレビ系のヒット作「おれは男だ！」, 1972年「飛び出せ！青春」に続き, 1974年からの「われら！青春」などが70年代後半まで好評。80年代は，ＴＢＳ系で武田鉄矢主演「３年Ｂ組金八先生」が続く。とくに, 金八先生は，ドラマの「熱血教師もの」の代表作にあたる。

パンダ　少しさかのぼって、大学時代でも、友だち関係は割合に恵まれてたんですか。

伸夫　はい、すごく。高校、大学、大学は特に友人関係がよかったですね。

パンダ　それは何がきっかけでそうなったんでしょう？

伸夫　選んだ学校がよかったんだと思います。やっぱり恵まれたうちの子が多かったから。私はすごくステレオタイプな発想があって、お金持ちの子は根性が悪いみたいな、ばかなこと考えてたんですけど、ぜんぜんそれがなくて、しかも、生まれもよくて能力も悪くないんだけど、受験勉強さぼってるみたいなタイプがいっぱいいたんですよ（笑）。とくに男が。頭かきながら、「えー、受験失敗しちゃった、青学ですみません」みたいな子が多かったんですね。東京近県の有名進学校、あとは北海道だ、福島だ、青森だというところの、公立のトップ校出身で、若干その受験で屈折したけど、気のいいタイプっていうのもいっぱいいたから、そういう友だちといろいろ話してると、どんどん自分が頑なだったところとか、偏見で閉ざしてたところが開かれていく感じっていうのはありましたね。だから、逆に高校の時からの友だちは、そういう変化を見ていて、私が変わったっていうのもいました。良いところが失われたと…。

パンダ　その場合の「良いとこ」ってどんなところだったんですか？

伸夫　なんなんでしょうね。わからない。（笑）あ、思い出した、一つ。アルバイトで、実際にはやらなかったんですけど、新薬の臨床試験のアルバイトっていうのを、やる気満々だったんですよ。それをたまたま久しぶりに会った高校時代の友だちに話したら、「半年分学費が稼げるじゃん」とかって、すごく怒って、何をそんなに怒ってるのかわからないくらい怒ってるんです

よ。「おまえがそういうことに手を出すのはおかしい」っていうふうなことをえらく真面目に言ってて、「いやいや、まだ決めてないけど、そんなにいうんだったらちょっと考えようかな」っていう感じだった、そういうエピソードがありました。

天性の「カウンセラー」先生

パンダ　つまり「金のために身を売る、というようなことはしないヤツだったはずなのに」と怒られたんでしょうか。それから今度は大学の採用試験の面接もクリアして、それでどちらに配属されたんでしたかね、最初の赴任地というか…。

伸夫　九州の都市部近郊の創立3年めの県立の高校です。

パンダ　じゃ、その時のお話を。どんな感じですか、その教員生活？

伸夫　自分が頭に思い描いていた高等学校での、生徒としての暮らしがぜんぜん違ってたんですね。まだ教員にはぜんぜんなってない生徒の気分で学校に行ってて、「うわぁ、これ自分がされたら嫌だな、こんなこと強制しないでほしい…」と思うようなことがすごく行なわれていました。

パンダ　校則のこととかですか。

伸夫　それもだし、勉強とか高校生活そのものに対するスタンスっていうのかな、それがぜんぜん違うだろうと…。高校ってそういうことを強いる所じゃないだろうって思っていました。それで「自分だけかな、こんなふうに感じるのは…」と思ったら、同期の採用とか先輩の先生たちが、やっぱり同じように、「教員の立場でこんなことを生徒に強いてはいけない」とか、「学校のシステム

としてこういうことをやらせるのはおかしい」って思ってらっしゃる方がたくさんいたんです。それで「ああ、よかった」と思って。だからぜんぜん想像してなかったんだけど、思った以上にこちらから語ったり、生徒の方がすごく話をしに来てくれたり、プライベートなことの相談とかしてくれたんですね。で…、「待って」って。まだ知り合ってたった数ヶ月で、しかも担任でもなんでもないんですよね、新卒だから。授業を担当してるだけの私になんでそんな大事なことを話すのって。「聞いて応えてあげられないよ」ってすごく思いましたね。そうこうするうちに、聞いてるだけで別にいいんだと。答えがほしいわけじゃない、まじめに聞いてればいいんだと…。その生徒のその思いがだんだんわかってきた時に、「この職ってすごいな」と思いました。授業下手だったから、一生懸命はやってたんですね、いま思えば生まれて初めて一生懸命やったのは教員の仕事ですね。できる限り準備して、しどろもどろになってうまく答えられなかったら、「ごめん。今うまく答えが見つからないからちょっと待って」と言って次の日言ったりとか。けっきょくその授業とかそれ以外の非常に日常的な話とか、部活動の指導とか、そのどれも、教員になる前にまったく想像してなかったことなんですね。

パンダ そういう人との関係の取り方はやっぱり新しい体験?

伸夫 新しい。学生時代の思いがけない深い友人関係とかとは、またぜんぜん違いますでしょう。教員として、ものすごく早い段階から受け入れられたというか、必要とされたっていう感じはあったんですよね。だから、自分で言うと変だけど、「ええっなんでこんなに慕われるのか」、それは不思議なぐらいでしたね。「なんでだろう?」って。

パンダ　立場を変えて、過去の子ども時代の自分と先生との間で、そういう関係がつくられた経験もなし？

伸夫　皆無。だから、いま思うと、ほんとは「そういうふうにしてみたかったのかな」っていうのも、ありますね。高校生・中学生の時にもっと自分の方から先生に働きかけて、いろんなことをしゃべったりとか…。ただ高校の時は、そんなことするとかまったく思ってなくて、さっきも話したように、さらっと時間が流れるのがいちばんいいところだと思ってたんですよね。それがぜんぜん予想と違って。

パンダ　言ってみたらこれ、熱血教師の世界じゃないですか。夕日に向かって語るし。(笑)

伸夫　そうなんですよ、ほんとに。生徒が話しながら泣いたりとかするんですよね。

パンダ　どうでした、それ？

伸夫　「うそーっ」て言いましたね。「いやあ困ったな…」って。もう聞くしかないから、へんに慰めるでもなく、「ああそうなんだ…」とか言いながら。男女問わず。

パンダ　だからその時に、一所懸命何か話をしてあげるとか、「こうしろ、ああしろ」とか言うんじゃなく、ただひたすら聞いてあげるという。

伸夫　そうですね、それ以外の方法はわからない。

パンダ　カウンセリングではそれが一つの基本になってますよね。自分が「こうだった、ああだった」とかって言っても、ほら、話かみ

パンダ　どうなんでしょうね。(笑)天性のカウンセラー。

パンダ　これいい意味でショッキングな話ですよね。だってアスペルガーの人っていうのは、一般的には人の感情を理解できないし、受容することができるじゃないですか。だから、そういうカウンセリング的な関係とかはいちばん遠い人だってイメージがあるじゃないですか。でもまさに、そのいちばん重要な部分をごく自然にやられてる。そこからさらになんか話を深めていくとかいうことに関しては、もしかしたら苦手とかいうことがあるかも知れないけど、少なくとも最初の大事なポイントのところで、話をそうやって無理せずにこちらから何か押しつけるわけでもなく聞くことによって、子どもたちは自分の力で解決していくところがあるじゃないですか。

伸夫　それは思ってました。けっきょく、私が何かしてあげることはできないし、けっきょくこの子が何か自分で見つけていくしかないんだよねっていうのは思ってました。

パンダ　熱血教師はそこで、私が何とかしようと思っちゃうわけですよ。

伸夫　いや、そんな僭越なことはできないし、してはいけないと思ってました。

パンダ　そういうふうに、ごく自然に思えるということが、逆に言えばすごい力というふうにも言えるわけですよね。

伸夫　けっきょくそういうふうにしてもらったことがないから、人から。だから、誰かにそういうことをしてもらおうっていうふうには私は思ってないんですね。

パンダ　じゃ、アスペルガーの人の適職じゃないんですか。

伸夫　最近になって、妻とも話すんですけど、「お互いタイプ違うけど適職だと思う…」って。そういう接し方を、妻は二年遅れで同じ学校に勤めてたから、見てるわけですよね。だから、職場で見る私を「たぶん、よし」と思ってくれたんでしょうね。

パンダ　本のタイトル変えましょう。『高校教師はアスペルガーの天職である』とか。

伸夫　（笑）だから、今ご質問に対して答えた形だったんですけど、やっぱり「自分でも思ってたのと違う展開だよな」って。職に就いて。「あれっ、なんでこんなふうにある種うまくいくんだろう？」って。

パンダ　ぼくもびっくりです。そんな相談されたら困って大変になるのかな、と思ってたのに。

伸夫　困ったなっていうのは…。

パンダ　困ったといえば、困ってるわけですね。

伸夫　だけど、「なんとかしなきゃ」とかはぜんぜん思わなかった。

パンダ　だから「こういうことをするのが、実は高校の教員の仕事なんだ」と、それはすんなり思えたんですね。こっちがしようと思うんじゃなくて、求められたらそういうことをしなくちゃいけないと。だから好意とかじゃなくて、義務じゃなくてふつうに仕事だと。

伸夫　ああ、本当ですか？　これ、ある意味話を伺っていて、いちばんインパクトのあった話ですね。

パンダ　うん、ほんとに。なんか、世界が違うように見えて来たみたいな感じ…。

伸夫　だから、ほんとに職業の選択肢が少なくて、世の中のことがぜんぜんわかってなくて、たまたま選んだだけなんですけど、たまたま勤めた学校が、ある意味ではよかった。私には合ってたんでしょうね。だから最初の学校はそれでずっと四年間、その調子で行けたんですよね。

東山カレンさんへのインタビュー

野生児なのに超優等な幼稚園児

パンダ カレンさんに、どんな子ども時代を過ごしてこられたのか、どんなお子さんだったのか、親御さんとどんなふうに過ごしてこられたのかということをちょっと教えていただきたいと思うので、どうぞよろしくお願いします。

カレン はい。まず子ども時代ですけど、島根で生まれて、母の背中で海の音を聞いてたらしいんですね。どんなに泣いていても、海岸に出ると泣きやんでいたと母から繰り返し聞いています。赤ちゃんの時に広島の山間の町に移って、それから五年ほど冬は雪が1メートル以上積もるようなところで過ごしました。冬になると雪だるまを父と一緒に作ってた。何十センチも下がっているつららを折って、なめたり。(笑)田んぼも多かったんですね。友だちと遊んでいる時、田植えが終わったばかりの田んぼに落っこちたり。野生児でしたね。井戸で水をくんだり、近くに豚を飼ってるおうちがあって、そこのおうちの方と一緒にエサの生ゴミをやったり豚を観察したり。そういう子でしたね。

パンダ　なんか、今の「華奢で清楚でおしとやか」なカレンさん像とぜんぜん違いますね。(笑)

カレン　幼稚園では、いわゆるよい子。先生方からもいつも頼りにされてました。なんかこう、ひとり大人びてるというか。先生に怒られたということが、幼稚園の中で一回きりなので、その怒られた時の場面も鮮明に覚えています。

パンダ　何して怒られたんですか？

カレン　汚い話ですけどいいですか？　(笑)あのですね、いちばん年長のクラスの時に、チキンライスが出たんですよ。で、そのチキンライスを口の中でクチャクチャ噛んでて。いいですか、言って？

パンダ　ぼくはぜんぜんかまいません。(笑)

カレン　お皿の上に出したんですよ。で、何がしたかったかと言えば、私、お餅つきをしたかったんですね。一回噛んで、ちょっと柔らかくしたものをお皿に出して「おもちつき、ペッタンペッタン」って言いながらスプーンの背で叩いてたんです。それを先生に見つけられて、「カレンちゃん、何してるの！　汚い！　カレンちゃんともあろう人が」、(笑)「カレンちゃんがそんなことするなんて」って怒られたんですよ。もう、後にも先にも幼稚園時代それだけ。

パンダ　野生児であり、かつ幼稚園では一回怒られただけの絵に描いたような優等生。なんか『トトロ』のメイとサツキを合わせたようなキャラですね。あ、ごめんなさい、話の腰を折りました。どうぞ続けてください。

カレン　それで雪とつららと田んぼと豚と、豚にやってるその生ゴミのにおい、そういう幼稚園の思

『トトロ』『となりのトトロ』は，ご存知スタジオジブリ制作の長編アニメ。1988年4月に東宝系で公開。設定上は昭和30年代前半の日本を舞台にしている。長女サツキは親思いで聞き分けよくしっかりもの。次女メイはまだ幼く言い出したら聞かない性格で好奇心の強さや観察眼は姉以上。

い出、入園式の時の母の着物の袖のあたたかさと香り。井戸の近くで父にしてもらったタカイタカイ。あ、それから5歳の時に弟が生まれて。そういうものが最初の幼稚園の頃の思い出です。そしてその後小学校に上がる時に島根に引っ越したんですね、生まれた時に住んでいたあたりに父の転勤で。そこがまたたぶん私の原風景になってるとこなんですけども、海が近いとこなんです。1年生から3年生の秋までいたんですけど。だいたい5月から9月までは海に入ってましたね。5月はひざまでつかってアオサをとったり、いろんなことをしてました。フグを捕まえたり…

パンダ ふぐ？　ふぐってあのフグですか？　それまさか食べるんですか？

カレン フグ。あのフグです。と言っても、このくらいのちっちゃいフグですけどね。(笑)フグって、すぐ捕まえられる。両手ですくったり、プラスチックの容器ですくったりなんかして。しっぽをつかむと、プッとふくらむんですよ。そう言えば、おうちが漁業されている友だちのところに遊びに行って、ウニをいただいて帰ったり、捕ったばかりのウニを目の前で岩で割っていただいて、それを指ですくって食べたなんていうこともありましたね。

パンダ なんか幸せで贅沢な子ども時代の生活じゃないですか！

カレン イソギンチャクを突いて遊んだり、ヒトデをひっくり返してもとに戻るようすを観察したり、そういうのを家に持って帰ったり。クラゲも捕まえてました。海にプカプカ浮かんでいるのに手のひらをあてて、こうやってピッてやったら取れるんですね。

パンダ クラゲって、刺されたら腫れ上がるんじゃないんですか？

カレン 腫れ上がりますね！　もう痛いのなんの。刺された瞬間全身に鳥肌が立ちます。捕まえる

時には刺されたこともないんですけど、泳いでいる時に、ふくらはぎやら肩やら肘の内側やら刺されましたね。友だちの水着の中にクラゲが入ってしまって、本人は大泣きしながら、まわりにいた私たちも必死になって、そのクラゲを水着の外に出したなんていうこともありました。クラゲに刺された時はおしっこをかけるといいと言われていたので、男の子の中には海岸の隅っこで本当にそれをやっている子もいました。（笑）

パンダ 赤ん坊の頃は海に連れて行ってもらうと泣きやんだり、ほんとに海がお好きなんですね。

カレン でも山も近くて、段ボールではげ山を滑ったり葉っぱ集めたり…。川の中の石を集めたり、アメンボを見てたり。雪も降るんですよね。雪で休校になった時にはちっちゃい鎌倉を作って。雪で停電した時の障子越しに見る庭がすごくきれいで…。もうよく、ほんとにどろんこになって遊んでましたね。友だちと一緒に。友だちを連れてうちに戻ると、母が急いで五右衛門風呂を沸かしてくれて友だちもみんな一緒に入ったり。

先生になることを決めた小学生

パンダ もう海あり山ありの人生ですけど、（笑）その友だちというのは仲良しグループだったんでしょうね。その中ではやっぱりカレンさんはリーダー格だったんでしょうか？

カレン 特に仲のいい子が一人いて、その子と遊ぶことがいちばん多かったんですが、その子を含む数人で遊んだり、別の子たちと遊ぶこともあったりで、特定のメンバーで固まった仲良しグループではなかったですね。同級生の間ではリーダーだったかな。勉強も運動もあの頃はなんでも人より

五右衛門風呂 鉄製の風呂桶に直火で暖めた湯に入浴する形式。風呂桶の底部は高温で直接触れると火傷するため，木製の底板の踏み板を置いて入浴する。また，下駄を湯桶に沈めて入浴するタイプもある。

048

もできていたので、同級生からもその親御さんたちからも先生方からも一目置かれていた感じで。もちろんけんかするようなこともありましたけど、まあ、ちょっとした口げんかぐらいで、すぐに仲直りしてました。あ、それから、地域ごとに1年から6年までが一緒に集団登校してたことや、社宅に住んでいたこともあって、社宅のいろんな学年の小学生たちともよく遊んでましたね。その時は、もちろん高学年の子がリーダーで、低学年の私はその高学年の子たちにくっついて遊んでました。

パンダ　ま、ほとんど万能の人という感じですね。友だち関係ももれなくこなしてるし。

カレン　（笑）住んでいたところは社宅だったのですが…。

パンダ　それは島根時代のことですね？

カレン　はい、そうです。そこは地の人が多かったので、大人になって思うと、社宅だけが別の世界というか。当時はあんまり意識してなかったんですけども。

パンダ　ぼくもそうなんですけど、転勤族ってやっぱり引っ越した土地の風習とか、友だち関係に入り込むのに苦労する人が多いみたいなんですね。でもカレンさんの場合は、その地のお子さんたちともほんとに何の違和感もなく？

カレン　そうですね。なんかそこがたぶん自分にはものすごく合ってたんですよね。

パンダ　それはどんなところが合ってたと思われます？

カレン　海、山、川という自然に恵まれていて、その自然の中で遊ぶことが多かったので、なんか、みんなが自然の中に溶け込みながら暮らしていたようなところでしょうか。地の人にしても、商業、

2章　二人の生い立ちと就職まで

農業、漁業、鉱業といろいろな職業の方がいらっしゃったので、いろんなご家庭からいろんな友だちが学校に集まってきていた。そして、そのいろんなご家庭にも遊びに行った…。自然があって、その中にいろんな人がいて、素朴というか穏やかというか。

パンダ　ああなるほど。カレンさんにはこの「自然」が一つのキーワードなのかも知れないなとちょっと思いました。で、それからどうされたんですか？

カレン　小学校3年生の秋に島根から岡山に引っ越したんですけど、なんか違ったんですね。土地柄が。ちょっと違和感がある場所で、なんかもう強烈に寂しかったんですよ。

パンダ　へえ。それはどんなところでしょう？

カレン　なんていうか個性的。親御さんも個性的で、友だちも個性的で、なんかみんな自分が一番っていうような強さを持ったような町で、けっこうきつかったんですよね。

パンダ　じゃ、ちょっと中に入っていかれないみたいな感じだったんですか。

カレン　そうですね、その時に初めてなんかよそ者というように感じましたね。広島や島根はなじんでたんですけど、岡山って言葉も違うし、なんとなく気性も違うし。

パンダ　そういうのキツイと思いますが…。カレンさんとしてはどう対処されたんですか？

カレン　岡山弁一生懸命覚えましたね。岡山弁を使わないと、中に入っていけないような気がして。島根なんかの方が社宅ちなみに両親と私は、今でもそうなんですけど、いつも標準語で話してて。

パンダ　ということは岡山では社宅ではなかったっていうことですか。じゃ、まわりには同じ会社のもあったからでしょうけど、たぶんなんかひらけてたんですよね。

社宅　とくに1960〜1970年代の経済成長期、大都市でのアパート（現在でいうマンション）のなかった地方都市では、比較的大手企業を中心に戸建て住宅もまとめて建設され社員の家族同居が確保されていた。現在でいう単身赴任はまれであった。

人とかはいらっしゃらなかった。

カレン　そうですね。その土地にうちだけが一軒入った。なんかこう違和感。まわりの人が強すぎてなかなか入るのがむずかしいっていう感じ。

パンダ　そうすると不適応状態とかになられたんですか？

カレン　特別に何か不適応状態になった、ということはなかったんですけど、何もかもが違って、最初の頃は、島根が恋しくて涙ぐんでしまうようなことが多かったんです。帰りの会の雰囲気一つとっても島根の時とはぜんぜん違って、なんかみんなが強い。主張が強いというか。それで「あー、島根の帰りの会の方がよかった…」と思っては涙ぐむ。小さい頃から人の前で泣かない子だったから、泣きはしないんですけど、転校したばかりの頃はなんかもうしょっちゅう涙が出そうで、涙が出てしまわないように必死でがまんしてた感じです。でもそこでW先生という、私が教師になろうと思ったきっかけになった先生と出会ったんです。やっぱりあの先生が私の原点だったと思う、そういう先生と出会った。私のことも、他の生徒のことも、一人ひとりをよく見てくださっていた。だから、きっと、転校したばかりの頃の私のようにもちゃんと気がついてくださっていたんでしょうね。いろんな面で、すごく支えてくださったと思います。それに、その先生は本当に裏表がなかったんですよね。たとえば、保護者が観に来られていても来られていなくても、まったく態度が変わらない。叱るところは叱る。「うわあ、この先生好き！」って思いました。親の観てる前でも、ちゃんと叱るって態度が変わらない。子どもの言うことも真摯に聞いてくださる。ほんとに真剣に、子ども相手

パンダ　その先生に支えられた部分もあるんでしょうね。自然の中に溶け込んで大活躍してた自分が、岡山に行ってみれば気を抜けば孤立してしまうような感じになった。で、友だち関係の方はけっきょくはどうでした？

カレン　みんなでトランペット鼓隊やったり、縄跳び検定を受けたり、検定に向けて縄跳びをすごく練習したり。島根の時は書道と鉄棒検定でしたけど、岡山の時も田舎の小規模校だったからか、そういう学校全体としての取り組みが活発だったんです。私、縄跳びも鉄棒も得意だったんですよ。（笑）放課後は（稲刈り後の）田んぼの中で駆け回ったり、積藁に登ったり、思いっきり逆立ちして遊んだり。あとはゴム跳び、縄飛び、竹馬。そういうの、競ってやってましたね、みんなと…。たくさん遊びました。

パンダ　じゃあ、はずされるとかいうことなしに？

カレン　なかったです。普通にみんなと。女番長的な子とも仲がよかったですし。

パンダ　ということは、違和感はあっても、適応できないということですね。なんだ、せっかくあれほど幸せだったカレンさんにもついに不幸の影が…と期待してたのに。（笑）というか、カレンさんには対人関係のかなりの適応力がもともとあるんでしょうけど。いじめにあったりとか、そういうこともなかったんでしょうか？

カレン　なかったですね。ただ女子がとても少なくて、順繰りに誰かが外されるというのはあったんです。ナンバーワンがいてナンバーツーがいて、その二人が相談して、順繰りに誰かを外すというコワイのがあって。常に外されている子が二人いたんですけど、その子たち以外に、時期はとびとびなんですけど、一週間ずつぐらいターゲットになってました。私は一回だけそのターゲットになりましたね。一週間か十日間、もうまるっきり外されて。給食の時間も机をくっつけてくれないし、休み時間も「誰もカレンちゃんに声かけられたらいけんでー」とナンバーワンとツーからの命令がかかっているので誰も声をかけてくれない。人生の中で初めて外されたのは。初めて「死にたい」とか考えたのが4年生のその時期。あの時期だけですね、誰からも声をかけてもらえないっていうのはものすごいことでしたね。一週間か十日、態がとけたので、あとはまあ普通にみんなと…。そのナンバーワンの子の女番長としての存在は意識しつつ、その子ともけっこう仲がよかったですし。

パンダ　うーん、この時期に「死にたい」というのはよほど敏感な少女ですね。もう思春期か。全体としてたくましく乗り切ってこられた感じですね。

転校を乗り越え、友だちたくさんの小学生

パンダ　その後はどうされたんですか？
カレン　5年生の初めから、九州の都市部の小学校に通い始めたんですね。
パンダ　じゃ、それまで転勤した中では、ほんとに街中に来ちゃったっていう感じ？

053　2章　二人の生い立ちと就職まで

カレン　そうですね。生徒がどんどん増えていく時期だったんですけどね。だからそこで転校生として初めて行くと、転校生何人か集まってるんですよね、一つの部屋に。で、その時に、「ああ、転校生こんなにいるんだ」って思ったのがとても新鮮だったのと、あと転校生がそれぞれのクラスに入って始業式が始まるんです。でも、誰も見に来ないんですよ。だから、「あ、誰も見に来ないんだ」と。（笑）なんかものすごく気楽で、なんでしょう、違和感なく。

パンダ　それで、ここでもやっぱり友だちがすぐにできたんですか。

カレン　すぐできましたね。5年、6年と同じクラスだったから、そこである程度仲の良いグループもできて。四人それぞれ個性があったんですけど。うーん、誰がリーダーとかいうのでもなく、なんかそれぞれという感じでした。それぞれの役割がある。

パンダ　そのグループでは特に誰かリーダーということもなく遊んでたわけですね。

カレン　たぶんそうですね。

パンダ　それ以前の島根とか、広島とかにいらした時の、友だち関係と似てるんでしょうか。

カレン　うーん、島根や広島の時と何かが似ているのかもしれませんね。何が似ているのかはっきりわかりませんが。九州での友だち関係は、なんか、のびやかだと思いました。開放的とでもいうか。ひらけている感じがしましたね。

パンダ　九州にはすごい開放的な感じの地方もありますね。その四人はそれぞれ個性的と言われましたけど、違和感を抱いた岡山も個性的と言われてましたよね。そこはどう違うんですか？

054

カレン ここでの四人は、それぞれのキャラがあってそれぞれに違う役割があった感じ。きれいで可愛いおしゃれな子、ちょっと気の強いじゃじゃ馬的な子、ちょっと変わったユーモラスな子、そして、たぶんとっても真面目に見えていたであろう私。(笑) この四人は勉強面で競うようなところもなくはなかったけれど、それぞれの役割がなんとなくあって、その個性を生かしてアイディアを出し合って遊んでいたような気がします。それに対して岡山ではなんとなくみんながいつどんな分野でも自分が一番になってやる、という雰囲気を持っていたように思うんですね。役割分担するという感じではなく、みんながいつも自分がいちばん目立つ役をしていたいというような。そういう意味で、私がそれまでに経験した他の土地の人とは違う、土地としての個性のようなものをもっていたんだと思います。

パンダ うーん、そうか。つまり九州の場合はその子自身が自然につくり上げてきた個性なんだけど、岡山の方は何か外から与えられた基準の中でトップになって輝こう、みたいな感じの「負けん気の強さ」みたいな個性なのかな。でも、カレンさんもずっと優等生とかリーダー的な位置にいたんだから、その意味でも岡山でも十分やっていけそうな気もしますけどね。もう幼稚園でもリーダーやってたんでしょう?

カレン 幼稚園の頃のママゴトなんかでは、お母さん役が多かったかな。あと、ピンキラごっこ、あの、ピンキーとキラーズごっこでは、私は絶対ピンキーをとってました。(笑)

パンダ これは完全にリーダーですね。とは言っても、女番長のように言うことにすごくにらみを効かせるリーダーとか、そういうのではないわけですよね?

055

ピンキラごっこ ピンキーとキラーズとは、1968年〜1972年にかけ日本で活躍したソロ歌手(今陽子)に男性のバックコーラスを従えたボサ・ノヴァ・バンド。略してピンキラ。ヒット曲「恋の季節」などを振り付きでなりきって歌う遊びを言う。

カレン　ではないですね。

パンダ　何しろ優等生的模範的リーダーだったでしょうし。他に子どもの頃の友だち関係で何か思い出されることってありますか？

カレン　あと、広島ではSちゃんって言って、まわりの大人はチョーセンって当時言ってましたけど、そういう友だちもいましたね。その頃の私はまだ4歳か5歳で、チョーセンというのがどういうことなのか、もちろんわかっていませんでしたが、母がその子を私と遊ばせてくれたんです。他に遊ぶ子がいなかったらしいんですね、そのSちゃんていう子は。「あの子と遊んじゃだめ」と、親御さんたちから子どもたちにお達しがあっているんだというようなことを母から聞いていました。なんか今でもSちゃんって、ちょっと特別な思いがあって。私には他にも仲良しの友だちがいたんですけど、Sちゃんともよく遊んでいました。あまりにも仲がよすぎたので、水疱瘡をうつされたこともありました。（笑）

パンダ　そうするとなんていうの、番長からいじめられる子までオールマイティに仲良くなっちゃってたということですか？

カレン　そうですね、ああ、オールマイティで思い出すのは、岡山に行った時に、島根ではなかったことですが、その当時担任の先生の名まえをつけた**特殊学級**があったんですね。K学級って言ってたんですけど、そこの子と私すごく仲が良くなって、それを先生たちにめずらしがられたっていう記憶があるんですよ。

パンダ　それはどういういきさつで友だちになったんですか？

特殊学級　戦後1947年の学校教育法制定により、特殊学級の位置づけが法的に明確にされ、各学校では担当する教員の姓を冠して呼称される場合も多かった。現在では、2006年の学校教育法改正に伴い、「特別支援学級」という名称になっている。

カレン　その小学校では中休みの終わりに生徒全員が青汁を飲むことになっていたんですけど、その教室の前の廊下は、給食室に青汁を飲みに行く途中で絶対通る場所だったんですね。そこで、なんでかわかりませんけど、その教室の子たちとなんとなく仲良くなって。M子ちゃんっていう同学年の子とは、たぶん知的に何かあったんだと思いますけど、下校後も二人で遊んだりもしてましたね。

パンダ　遊ぶ時にもちょっと遊びが合わなかったりとかいうことはなかったですか？

カレン　なかったですね。

パンダ　ほんとにいろんなタイプの子とずっと友だちになってたんですね。かといって「姉御肌」みたいなのともちょっと違う感じがするし、何か不思議感が漂う印象をぼくなんか持ってしまいます。「八方美人」というのとも違う気がするし。たとえば岡山で一度いじめの対象になった後も、少なくともご自分の中では、その後でその子らと一緒に遊ぶのも自然なことなわけですね。

カレン　そうですね。

パンダ　そうすると、子ども時代に岡山で違和感を感じたというのは、まわりの子どもたちが自分が一番ていう感じできつかったっていう、そこだったわけですよね。

カレン　そうですね。岡山はすごく貴重な出会いの場だったんですけど、やっぱり島根と九州は普通というか、私にとってはごく普通。岡山は何かこう無理してたというか。なんかこう個性というか、それを言い換えると、排他的？

パンダ　ああ、そういうことね。その排他的な雰囲気の中でも不適応にならずに、ちゃんと友だちグ

ループの中に入って遊んでたわけですね。そういうことができた力っていったい何だったと思われます？　ある種の才能だと思うけど。

カレン　うーん、そうですねー、自分ではよくわからないんですけど…。赤ちゃんの頃から父の転勤であちこち引っ越していたから、「土地が違えば人も言葉も雰囲気も違う」ということを無意識のうちに当たり前のこととして感じていたような気がするし、自分とは何か違うと感じる人たちの中にも入っていこうとする気持ちがあることは、小学生ながらはっきり自覚していましたね。力とか才能と呼べるものなのかどうかは、ほんと、自分ではわからないんですけど、自分と違う人や未知のものに対する興味はすごくもってました。好奇心とか冒険心とかいったようなものが強かった。そういうところは今も変わりませんけど。（笑）

オールマイティの中学生

パンダ　結果的にはそうやって持って生まれたか、つくられたか、あるいはその両方でしょうけど、人間の幅みたいなものが備わっていったわけなんでしょうね。いやあ、子ども時代の「豊かな」体験ってほんとに大事ですね。それがもしかしたら伸夫さんという「超個性的」な人ともなじんでいった秘密だったりするかも知れない…。っとこの話はまた後のことですね。では話をちょっと戻して九州で小学校を終えられて、中学校も地域の中学校？

カレン　はい、そうですね。

パンダ　中学生の時には、どんな感じでしたか。

カレン　中学は大規模校だったんですけど、その中でやっぱり勉強面でめだってたみたいです。自分で言うのはとってもへんなんですけど、いわゆるトップクラスにいました。試験ではどの教科も90点以上は取ってたかな。何かの拍子に90点を切ったりすると、テスト返却の時に先生から「何やってるんだ」なんて、パシッと、まあ軽くなんですけど、教卓の向こうから手を叩かれて。なんか強烈に覚えてます。あとは一回数学の計算で大問の最初にケアレスミスをして、その間違った計算で出た答えを使ったまま計算を続けてしまって65点を取って大ショック。（笑）体育も好きでしたね。持久走は大の苦手でしたけど、短距離とか幅跳び高跳びなんかは特に好きで。

パンダ　（ため息）じゃ、ほとんどもうオールマイティじゃないですか。

カレン　中学まではですね。

パンダ　友だちには好かれるわ、勉強はできるわ、体操はできるわ。先生にも認められるわ。

カレン　部活は陸上部にちょっと入りたいなと思ってたんです。でも当時ピアノをやっていたので、両方は無理だろうという判断で、ピアノを選んだので。

パンダ　それは小学校時代から？

カレン　はい。しなかった時がないです。

パンダ　学級委員は、中学3年までしなかった年がないですね。定番の役割。良くも悪くもですけど。

カレン　学級委員とか生徒会とかそんなのはどうでしたか？

パンダ　なんか絵に描いたような話ですね。田舎では泥まみれになって遊び、よく学びよく遊び、よく交わり。

2章　二人の生い立ちと就職まで

カレン　はい、そうですね。海にもつかり、田んぼに落ち、肥だめにも落ち。

パンダ　肥だめも落ちたんですか!?

カレン　落ちました。

パンダ　うわあ、肥だめに落ちるっていうのはなかなかですね。

カレン　広島で落ちましたね。ほんとに中学までって、なんか、幸せでしたね。

パンダ　なんか私とは違う人生。(笑)

カレン　勉強も塾とか行かなかったんですね、そういうのが嫌いだったから。自分で自由に好きな時にして。

パンダ　そしたら、そこで地域トップの高校に行かれたのは、ごくごく自然にという感じですか。

カレン　そうですね。なんかこういう言い方してしまうとほんとにあれなんですけども、行くものと思ってました。先生からも「あなたが合格しなくて、他に誰が合格するの」なんて言われて。

はじめて挫折し親友のできた高校生

パンダ　その高校に行って、どうでした?

カレン　ここから屈折。初めて挫折ですね。もう4月、5月には数学がぜんぜんわからなくなってて、理科もぜんぜん。そこで初めて挫折したと思います。「なんでこんなに…」と思うぐらいわからなくなりました。そのことがもうショックで、やってもできないということがさらにショックで。そこでそれまでの何でもできるっていうイメージがガーッと、ものすごく崩れましたね。親にも言え

肥だめ　野壺（のつぼ）とも言う。伝統的な農業設備の一種。農家その他で出た屎尿を貯蔵し，下肥（しもごえ）という堆肥にするための穴または大きめの水瓶。安全面，衛生面から1980年代にはほとんど見られなくなっている。

060

パンダ　ああ、ようやくぼくらの手の届く世界になってきた…。(笑) ほんとに中学と高校とではまったく世界が変わってしまったんですね。

カレン　高校1年のそこを境に何かがこう…。暗雲が漂って。

パンダ　でも、そこまで大きく状況が変わってしまうと、自分でも混乱しますよね。

カレン　してましたね。とてもしてました。中学までの自分はどこに行っちゃったんだろう。外から

ない。できないっていうことがとにかく言えないんですね。友だちにも言えないし。家に帰っても言えないし。そうこうするうちに5月には思い返せばそれが高1の5月。そこからほんとに5月になるまでの14〜15年ずっと続いていて、思い返せばそれが高1の5月。そこからほんとに5月には治ってたんですけど。摂食障がいという病名を知ったのは20代後半ですし、それまでは「世界中でこんなことをしているのは自分だけだ」と思っていましたから、自分がいったいどういうことになってしまっているのかぜんぜんわからない。ものすごく不安だったし、「いったい自分は何をしているんだろう」という罪悪感は募るし。自分は自分で数学がわからない、理科がわからない。で、高校1年の時は特定の友だちがいなかったこともあって、話す相手がほんとにいなかったんですよね。なんかそういう気持ちを引きずって家に帰るんですけど、母からは父とのことについて相談されたり、父からは何かと厳しく制限されたり説教されることが多かったです。当時の親の年齢を超えた今となってはその時の親の状況や心境もわかるんですけど、高校生の私としてはきつかった。

2章　二人の生い立ちと就職まで

パンダ　見た自分ていうのはきっと、中学までの延長線上。頭がいいとかできる人とかいうふうに見られてるんだろうけども、内側はもうボロボロでしたね、あの時。

パンダ　そういう状態で、今につながるようなすごく親しい友だちというものはできなかったということですか。

カレン　幸い、高2でできました。当時つきあっていた人のことや、その人のことで両親と揉めてるという悩みを相談した友だちが、今でもずっと続いている友だちなんです。両親はその人とのつきあいに猛反対で、つきあいをやめないなら私を退学させると。

パンダ　友だちには親に「あんなヤツとはつきあうな」と言われてることも相談したんですね？

カレン　そうですね。その人とのつきあいをやめたら学校には自分の居場所がなくなる、退学なんていうことになったらますます本当に自分の居場所がなくなる、というふうに感じて、一晩死のうかどうしようかと考えた。でも、なんとか思い止まってとにかく学校に来た、っていうことを翌日その友だちに言ったんですね。その時のその友だちが、「あんた振り回されているよ」って一言、言ってくれたんですね。そこでビシッと言ってくれたのがうれしくって。初めから本音だったから。彼女は今でもズバズバものをいう人ですし。ずっと続いてますね。

パンダ　じゃ、振り回されてるっていう気持ちは自分の中にもあったわけですか。

カレン　ですね。きっとその危うさを親はわかってたんだろうなと、今思えばそう思える。

パンダ　ただ、他にも勉強のこととかいろんなことが重なってきちゃっているわけですね。一方でお母さんから頼りにされるようになってきているし、お父さんは厳しくなっちゃってるし。なんだか

カレン とっても複雑ですね。

パンダ とっても複雑ですね。でも、その友だちと出会ってからは、ほんとに楽しい高校生活の幕開けです。

カレン ああ、ここからまた楽しくなってくるわけですか。

パンダ やっぱりそういう友だちが一人いると、ものすごく安心感と心強さで、そういう友だちが軸になるというか。中学2年の時の親友と高校2年の時の親友と。それぞれ別の場所で楽しんだりもするんですけども、なんかほんとに親友って呼べる人ができた。

カレン で、カレンさんにとっていちばん大きいのはやっぱり友だちということですね。

パンダ だから高校1年の時がバラ色じゃなかったというのは、勉強のこともあるけど、どっちかっていうと友だちのことが大きかった？彼女がいなければ、高校2年3年の時期はなかったと思う。

カレン かもしれませんね。ある意味中3までは、その仲の良い子たちがみんな異質だったんですね。キャラクターもバラバラだったし。高校は岡山にいた時のあの感じと似てるかもしれません。なんかみんなが強い。みんなができるっていう。

パンダ カレンさんはなんか均質さに弱いんですかね。

カレン 何なんでしょうね。

パンダ このバラ色は、3年生を通してずーっと続いて、ほんとに暗くなっちゃったっていうのは、1年の時ぐらいに限られてるんですか？

063　2章　二人の生い立ちと就職まで

カレン　そうですね。ほんとに暗雲が立ちこめていたのは高校1年の時だけですね。ただ摂食障がいの方はずっと続いていて。

パンダ　ああ、そうでしたね。

カレン　はい。だから、勉強とか、友だち関係の両方がいっぺんにきたのでそういう摂食障がいも出たんでしょうけど、でもそれが治ったわけではないんですよね、ぜんぜん。

パンダ　ベースとしては続いたっていうことですね。

カレン　続いてますね。子どもが産まれて気がついたら治ってたんですけど。友だち関係はほんと楽しかったんですけど、なんか根っこにあったんでしょう、そんな状態が続いてたってことは。

思索とおつきあいの日々、大学生

パンダ　大学進学にあたって、どこの大学に行くかということで、どなたかと意見が対立したんでしたっけ？

カレン　対立したということではないんですけど、父や祖父、そして他の親戚も、私は九州大学に行くものだと、みんな思ってたんですね。本人も思ってたしまわりも思っていた。父も叔父たちも九大の出身なので、当然私も九大だと…。けれども、共通一次試験の成績が良くなくて違う大学の英文科に入ったんです。後になってみればその大学で得たものはとても大きかったし、今でもずっと続いているとてもいい友だちもできて、ほんとによかったんですけど。当時の心境としては私もとてもがっかりしているところに、さらに父や祖父、親戚からもほんとにがっかりされたんですね。

共通一次試験　1979年〜1989年までの11年に渡り実施された。国公立大学の入学志望者を対象とし，全国各会場で共通の試験問題により一斉に実施された。その後1990年から私立大学も利用できるようになり，現在の「大学入試センター試験」に移行。受験生が結果を自己採点し受験校を決める方式は同じ。

パンダ ほんとに期待していたのに裏切られたと…。

パンダ そういうの、キツイですよね。でも英語に興味があったっていうのは、なんでなんでしょうか？　言葉とかコミュニケーションが好きだから？

カレン そうですね、それが好きだというのと、あと家に「少年少女世界の文学」っていう、こんな分厚い30巻があるんですが、その中の外国のものがすごく好きだったんです。ピアノも好きで、かなり一生懸命やっていて、ピアノ関係に進むことも考えてたんですけどね。幼稚園の時から3年間オルガン教室通った後、ピアノを小学校2年から高校生の時までやってましたから。高校2年の夏休み以降は、将来の仕事とは関係なく趣味として、ということでやってたんですけど。

パンダ 高2まではいちおう音楽の方に進むことも、ピアノを趣味に残しておこうと。

カレン はい。でも最後は英語を仕事として取って、ピアノを趣味に残しておこうと。

パンダ それはどうしてそういう選択になったんでしょうか。

カレン 高1の途中から高2の途中まで1年間ぐらいは、将来の仕事としてピアノを選ぶか英語を選ぶかずいぶん悩んだんです。すごく悩んでピアノの先生とも何度も相談して。それで高2の夏休みにピアノ専門の先生に一度見ていただこうということになり、課題曲をいただいたんです。でも課題曲を練習してる時に、「あ、私はピアニストに向いてない」と思ったんですね。自分の限界というか、ピアノに進むだけの力はないんじゃないかということをすごく感じて。そのことをピアノの先生に話すと、「ピアノの世界は、ピアノを弾くだけではなくいろんな面で人を押しのけて行くぐらわれました。「ピアノの力はともかく、精神的に向いてないかもしれない」ということを言

065　2章　二人の生い立ちと就職まで

いの強さが必要だから、そういう意味であなたには向いていないかもしれない。ピアノを仕事にするのは、あなたにはきついかもしれないわね」と。そこで「やっぱりピアノは趣味に残しておこう、そして英語を選ぼう…」、そんな経緯あっての選択でした。

パンダ で、英文科に進まれたわけですが、親戚のみんなからがっかりされたっていうことが、大学生活の中に何か影を落としたりということはなかったんですか。

カレン 影は落ちっぱなしでした。(笑)共通一次もう一回受けてやろうかなんてことまで考えたり。ただ現実的にはできないというのがだんだんわかってくるし、じゃもうここで勉強してやろうと思って大学の時は勉強しました。ラッセルの『幸福論』なんかも途中で読んだりしながら。もうほんとに大学時代は勉強したっていう感じはありますね。いろんなことを考えて。

パンダ 大学時代は勉強に打ち込んだとして、友だち関係の方はどうだったんでしょう?

カレン 自宅から遠くて通学が大変だったこともあってサークルに入ったりはしなかったし、最初の頃は特定の友だちという感じの人はいませんでした。でも、お昼を一緒に食べたり映画やショッピングに行ったりする友だちはいましたね。2年の時にはゼミのような授業があったので、その時に一緒だったメンバーと仲良くなったり、3年の時には英文科のちょっと大きな行事があるんですけどそれにも積極的に参加したり。4年の時のゼミのメンバーが、その2年

パンダ お母さんって自分にとってどんな人?

はる菜 身体の体調もよくなくて、父は「何でそんなことになるの?」みたいな言い方で言ってたので、ぐあいも悪かったし責められてかわいそうだなというのは思ってた。今は元気になって、英語とか自分の好きなことを活かして仕事もできてるし、いきいき生活しているみたいでよかったなという感じです。

はる菜さんへのインタビュー
聞き手:パンダ

パンダ　彼氏とかはいなかったんですか？

カレン　彼氏……、うーんそうきましたか。（笑）高校3年の時につきあい始めた人と、大学の卒業近くまでつきあっていました。まじめで素直で穏やかな人。でもなんだか話がかみ合わないことが多くていつも私の方が怒ってました。その人は私が「どうして怒るのかわからない」とよく言っていましたけど。私にとっては決定的なことが大学の卒業間際にあって私がバンと怒って。

パンダ　おお、ここでまたカレンさんの新たな一面が顔を出しましたね！

カレン　そう言われてみると確かに！それまでは小学校低学年の頃までのちょっとした口げんか以外は、人に対して怒るなんていうことは、よっぽどのことがない限りありませんでしたから。家族に対してはけっこうあったにしても。

パンダ　まあ、家族に近い感覚だったということなんでしょうね。ついでに聞いちゃいますが、高2の時に振り回された彼と、高3から大学卒業までの彼と、で、次が伸夫さんなんですか？

カレン　なんかこのへんを話すとなんか…、ふしだら。（笑）本人としてはまじめにつきあってたんですけど、なんか次から次っていうか。こんな話しちゃっていいんですかね。（笑）

パンダ　興味津々ですけど、新たな家庭争議を起こしてもいけないので、ここまでで。（笑）卒業後はすぐに就職をされたんですか？

カレン　はい、すぐに就職しました。教師になることしか考えていなかったので、他の就職活動はい

っさいせず、一年めは今で言う特別支援学校で、二年めは普通高校で常勤講師をしたんです。

パンダ　わかりました。そしていよいよ伸夫さんとの出会いになるわけですね。

3章
二人の出会いから結婚まで
パンダ・エディション

お二人への個別インタビューで、それぞれの子ども時代から学生時代、そして就職の頃までをお聞きしました。

厳しい経済事情の中で、才能を持ちながらもあくせく頑張るのは嫌いで、ひたすらマイペースでできるだけ楽をしていこうと個性的な生き方をしながら、周囲に高学歴の人がいない環境で自分だけは大学に入ろうと、新聞配達しながら予備校に通って大学に入った伸夫さん。

豊かな自然やたくさんの友だちと共に思いっきり豊かで幸せな子ども時代を過ごし、高学歴の親戚の中、自分も当然一流国立大学へそのまま進むものと思いながら、人生初めての挫折を経験し、それでも小学生以来目指した教員になる夢は絶対捨てなかったカレンさん。

およそ性格も生き方も違うお二人が、「高校教員」という職業を選択したことで初めて出会うことになります。

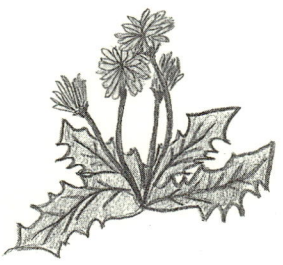

ここからは、私＝パンダが引き続きお二人別々にインタビューをして、その出会いから結婚までについて伺ったお二人のお話を、ポイント毎にまとめて整理してみました。これもまた、なんとも個性的な結婚への道筋が浮かび上がってくることと思います。
まずは、生まれて初めてお互いが出会った瞬間とその場所について、伸夫さんから。

パンダ　その先いかないでください。（笑）その前にカレンさんとの出会いがあるわけですから。最初の出会いがどうで、その時の印象がどうだったかとか、そのあたりからちょっと…。

伸夫　2年生の時に理系のクラスを担任してたのが文系のクラスにかわって、副（担）任誰かってことになった時に、妻が初任者で来て、彼女は2年の間講師として二つの学校経験してるから、教員としての経歴はまったく同じなんですね。三年めと三年め。私は採用三年めの担任。25歳。妻が初任者で、二人でクラスを、担任・副任で持つようになりました。

パンダ　初めての出会いの場はどんなところだったんですか。

伸夫　階段ですね。学校の階段。初任者が来るというのはわかってたんだけどな、ちょっと忘れたけど、「国語科のヒガシヤマです」というふうに自己紹介をして、クラスを組むことがわかってたんですよね。その時もう、初対面だから、挨拶しますよね。その時もう、クラスを組むことがわかってたんですよね。彼女も自己紹介をして。私は卒業してすぐ東京から来て家を探すのが大変だったから彼女はどうなのかなと思って、「自宅から通うのか、それとも部屋を借りるのか」っていうことを質問しました。そしたら、「部屋を探してます」っていう話をしたのを覚えてますね。職に就いてから二年経ってたんで、同僚とすごく親しくつき合うというのがあったんですね。

同じ場面を、カレンさんはこうおっしゃっています。

パンダ　で、いよいよ伸夫さんとの出会いなんですけれども、どこでになるんですか。

カレン　教員三年め、採用試験に受かって新規採用で行った学校ですね。初めてその学校を訪ねて職員室に向かう途中、職員室からちょうど出て来たところだった夫にばったり。それで職員室の扉をバックに夫が立って、私が夫と職員室の扉を見ながら立って、お互いに自己紹介して。

パンダ　じゃ、そこの学校でいちばん最初に出会った先生っていうことですか。

カレン　そうなんです。管理職や事務の方、そのとき一緒に赴任した先生方は別としてですけど、そこの学校の先生として最初の最初に会ったのが夫だったんです。

「あれ？ 場所は階段なのか職員室の前なのかどっちなんだ？」と思われた方もあると思いますが、実際は階段を上がったところに職員室があって、同じことなんだそうです。

パンダ　では、お二人の第一印象はどうだったのでしょう？

パンダ　で、問題のカレンさんに対する印象は？

伸夫　ああ…、そうですね、きちんとしつけの行き届いたお嬢さんだなと思いました。しつけが行き届いたって、変な言い方だけど（笑）これは本人に言ったんですけど、なんか昔の女子学生、女

071　3章　二人の出会いから結婚まで

パンダ　何かビビっとくるとかは?

伸夫　うーんと、私は第一印象でだいたい外れないんですけど、親しくつきあうだろうなと。これも予想外のことだったんですけど、職に就く前にはプライベートな時間に同僚に会ったり、しょっちゅう酒を飲みに行ったり、ああでもないこうでもないってその仕事のこととか話したりするような関係が生まれると思ってなかったんですね。

パンダ　実際にはできたわけですね。

伸夫　すごくできて。さっき生徒との話をしましたけど、同僚とももものすごく密な関係があって。「ええっ、こんなに同じ職場の人とプライベートでつきあうんだ」と。

パンダ　それは別に自分としてはしんどくはなく。

伸夫　ぜんぜん。楽しく。やっぱりかわいがってもらってたから、すごく。いつもいちばん下だったから、年齢的に。経験も浅かったし。だからあらゆることを教えてもらいました。授業のこと、それから組合活動も一緒にやったから、先輩たちと。世の中のことをすごく教わりましたね。だから、そういうことを「一緒にやっていくだろうな、この人とも」って思いました。

パンダ　なるほどね。それ以外の人と比べて、特別に何かを感じたということではなくて。

伸夫　ではないですね。もちろん異性だけど、女性の親しい同僚とか先輩とか、そんな感じで。学年が一つ下だし、経験としては自分の方が先輩になるから、ああ、あの先輩にしてもらったように、今度は逆に自分がするのかなと。学校のことはやっぱり知らない人だから、伝えていかなきゃ

けないなとは思ったから。

そしてカレンさん。

パンダ　その時の印象って、ちょっと教えていただけますか。

カレン　何かを感じたのは感じましたね。何だったんでしょうね。でもものすごく残ってるんですね、その時の髪型とか服装とか。夫が「東山と申します」と言いながら、頭を下げながらお辞儀をする姿とか、その時の髪型とか服装とか。それから何かこう「ん？」って思うような感じ。ちょっと説明しがたいですけど。

パンダ　今までに会った男性と比べて、ちょっと違う人だなって感じましたか。あるいはむしろ親しみの方だったか。

カレン　やっぱりなんかちょっと違うなという感じは強かったと思います。最初に会った瞬間ではないんですけど、4月とか5月の時点で「こんな人と私絶対結婚しない」って思ってました。

パンダ　え？　そんな早い時期に？　しかし見方を変えてみれば、そこでもう逆の意味だけど結婚ということが視野に入ってたんですね。

カレン　入ってましたね。入ってました。で、その当時は別の人とつきあってた。

3章　二人の出会いから結婚まで

パンダ　また一人現われましたね。(笑)　そうすると、その方と別れようと思った頃は、伸夫さんのことについては何か思ってらしたんですか。

カレン　いえまったく何も。(笑)　当時つきあっていた人と別れたことにしても夫とはまったく関係ないことが原因でしたし。夫は職場の先輩というか友人というか、一緒に勉強したり議論したり遊んだりする仲間の一人でした。まったくの同志。そこがオリジナルのつきあいなんです。

お互い一目惚れ、というような状況とはほど遠いようです。でもお二人とも他の人とは違う何かを相手に感じていらした。たとえ「こんな人と私絶対結婚しない」というような思い方であったとしてもです。そして特別に男女の関係と言うことではなくて、職場の仲間、同志として深いつながりをつくっていかれた。そのお二人がどういう経過で男女のつきあいを始められ、結婚に至られたのか？　そのプロセスをお聞きして、その展開の唐突さに正直私の頭はとてもついて行けませんでした。まずは伸夫さん。

パンダ　結婚されるに至るプロセスを教えていただきたいんですけど。

伸夫　けっきょく一年間、担任と副担任を担当して次の年、二人とも担任を外れてそれぞれ新1年生の学年で副担任。組合活動を一緒によくやってましたね。彼女も一年めの終わりに組合に加入したので、会議や動員に行ったり。先輩たちも何人もいましたから、組合活動をけっこうやってて、その流れでしょっちゅう酒飲んでました。一緒に、グループで。

パンダ　そうすると、いよいよ意識し出すというようになったのは…。

伸夫　二年めの秋ぐらいに、周辺の雰囲気とか、親しい先輩から、「あなたたちどうなってるの？」みたいな探りが入って、実は仲良くしてる先輩たちが彼女のことを好きで、正式に申し込んだり…というのがあったらしいんです。

パンダ　それを周辺の方からお聞きです。

伸夫　そうそう、それとなく。先輩がじれったく感じて、その人はもう結婚してるから、「こいつら何やってんだ？」って目で見てくれてたんですよね。だからその間に入って、うまくいくようにはからってくれたんでしょうね。「いやぁ」とか言ってたら、「だってAさんとBさんはあの人のこと好きだよ」、まあ、妻のことですね。で、「おまえはどうなんだ？」と。

………（中略）………

パンダ　それでも、なんかものすごい急速な展開で、ちょっとびっくりなんですけど。

伸夫　あ、ただ、11月の終わり、私の誕生日なんですね。その私の誕生日の時、彼女がお祝いを持って来てくれたんですよ、家に。その時、「ああこの人はそういうつもりでいてくれるんだ」っていうのは思いました。

パンダ　お祝いって何を持ってきてくれたんですか。

伸夫　……（笑）。ケーキだったと思います。食べ物。消えもの。大げさななんか高価なものとかではなかったと思います。（笑）だからぜんぜん約束とかもしてなくて。「あれどうしたの？」「いや、誕生日だから…」みたいな。初めて。玄関のチャイムが鳴るから誰とか思って。その時たまたま組合の会議で出かけなきゃいけなかったから、「あ、ごめん、この後ちょっと会議に行かな

やいけないんだ」って、「ああいいよ」って。

パンダ　持って来てくれた時に、「あ、この人は私に気があるな」と思いました。

伸夫　「気があるな」っていうか、「あ、もうちょっとこう強いもの？」「あ、これはカレンさんの意思表示なんだな」と思いました。それが1月の発言（伸夫さんの意思表示）につながるわけです。まあ、相手はそこまで意を決して示してるわけだから、こっちもそれなりに答えないと悪いなという。

カレンさんに突然誕生日にプレゼントをもらって、それを重要な意思表示と伸夫さんは理解して、「それに答えなければ」という重大な決意をしてしまったわけです。では実際、この誕生日のプレゼントはカレンさんにとって何だったのでしょう？

パンダ　そうすると、伸夫さんを男性として意識するようになられたのはいつからなんですか？

カレン　つきあっていた人と別れた後、何ヶ月か経ってからですね。なんとなく気になる…。

パンダ　その気になり方は今までとは少し違うんですか？

カレン　違いますね。向こうから何も言ってくれない。（笑）それまでの人はいろいろあれやこれやと気を回してくれたり、段取りしてくれたりセッティングしてくれたり。そういうことが伸夫さんの場合何にもなかったですね。

パンダ　何も言ってくれないということが、かえって気になったのか、気になるわけですかね。

カレン　そうですね。言ってくれないから気になって何か言って欲しいとずっと

思ってたのか、その順序がわかりません。

パンダ 結婚とか、それ以前に、おつきあいしたいというふうになられたのはいつ頃ですか？

カレン これがパンダさんが言われた、男性として意識し始めた時期ってことになるんだと思いますけど、前につきあっていた人と別れた数ヶ月後。秋ですね。彼の誕生日が11月なんですけど、お菓子だけ持って行ったんです。夜。家まで。何も言わずただ「おめでとう」って。

パンダ いきなり男性の家にお菓子を持って行って「おめでとう」というのもなんかすごいなと思いますけど、その時、伸夫さんは一人暮らしだったんでしょう？　で、お菓子を届けてそのまま帰られたんですか？

カレン それまでにも彼がその部屋に引っ越すとき職場の何人かで手伝いに行ったり、その後も何度か、そのメンバーでその部屋に集まって飲み会やったりしていたから、東山さんの家を訪ねること自体にはあまり抵抗はなかったような気がします。でもさすがに誕生祝いを持って行くかどうかはすごく迷いました。でもまあ相手がどう思うかはわからないけど、おめでとうの気持ちだけは伝えようと。で、迷った末に思い切って訪ねたら、彼はすごくびっくりしたみたいでしたけど、「まあ、上がれば…」と。個包装のお菓子だったんですけど、彼は自分だけ箱から一つとって食べ始めて。（笑）私が「あれ？」っと思いながらしばらく所在なく座っていたみたいで。「あ、○○さん（旧姓）食べる？」って言いながら、箱ごとお菓子を差し出して。そしたら彼は「あっそう。でも当時の私はまだ初々しかったから、「あ、いえ、私はいいです」と、「これうまい」と一人で食べ続けた。なんかもうおかしすぎますよね。（笑）

パンダ　なんかおかしいですね。（笑）若い男女が夜に一つの部屋で誕生日を祝った時のエピソードとしては、なかなか得難い貴重なものかも。（笑）

カレン　その時は何もなくて、もうどちらから何かを言うとかまったくなかったんですよ。

パンダ　何かを言うって「おつきあいしましょう」とか、そういうことですよね？　その時はカレンさんとしては単におつきあいのきっかけ、というような感じだったのか、それとももうその先の結婚の可能性までも考えていらしたのか、そのへんはどうなんでしょう？

カレン　うーん…、なんかこれも説明がむずかしいんですけど。ドアのチャイムを鳴らす直前の気持ちとしては、「ダメ元で、えい！」みたいな感じ。とにかく誕生日をお祝いしたいという気持ちだけは伝えたかったんですけど、そのことを彼の方がどう受けとるのかまったくわからないっていうふうに思っていました。つきあいたいとかいうより、なんかもっと前の段階の気持ちで、結婚とかいうことはぜんぜんまったく、ということはぜんぜんまったく。でも、次の日に「昨日はどうも」と言われて、ともかくお菓子だけは（？）喜ばれたようだ、というような気がしたことを思い出します。

　プレゼントが果たしてケーキだったのか個包装のお菓子だったかといった謎はさておき、カレンさんには伸夫さんが何か気になって仕方ない相手になっていたことは間違いないようです。でもそれは「つきあいたいとかいうより、なんかもっと前の段階の気持ちで、結婚とかいうことはぜんぜんまったく」とご本人はおっしゃいます。なんだか激しくズレているような、でも微妙に呼応しているような…。ではいったい相手の何に惹かれ始めたのか。今度はカレンさんから。

パンダ しつこいですけど、(笑) カレンさんは伸夫さんの何に惹かれたんでしょう？ だって少し前まで別の方とおつきあいされていたんですよね。それを越える何かがあったはずですが。

カレン うーん…。ほんと、何に惹かれたんでしょうね。あーそう言えば、その同じ年の私の誕生日(5月)に夫から電話がかかって来たんですけど「あ、東山さん、私の誕生日を知ってたのかな」なんて思いながら電話に出たら、それは仕事がらみの話で、私の誕生日のことは夫は何も知らなかった。(笑) その後も、何かの流れで二人で食事をしたり、チケットが余っていたから一緒に歌舞伎に行ったこともあったんですけど、「何かの流れで食事をした」「チケットが余っていたから一緒に歌舞伎を観た」っていうのが、とびとびに二〜三ヶ月あいて、それぞれに単発であったっていう感じ。だから私としてはそれまでにつきあってきた人とは違って東山さんの場合は何もなかった、つきあっているという感じはまったくなかったんです。わかります？ (笑) もちろん、それはそれで食事も歌舞伎も、いま思えば夫の方から誘ってくれるとかいう感じじゃなかったんですけど、つきあっているとかいう感じではあるんですけど、なんかぜんぜん。「好きだ」とか「つきあって欲しい」とかいう言葉もなければ、そういう気持ちを表現するような表情も態度もない。私を異性として見ている感じがしなかったというか。夫がどういうつもりで私を誘って、一緒に食事をしたり余りのチケットで歌舞伎を観たりしたのか、まったくの謎でした。あーそうか…、だからなんとなく気になったのかな。「あれ？」とか「いったいどういうつもりなんだろう？」とか、そういう疑問はすごくもっていたので、この「ん？」というのを別の言葉で表現したら「惹かれた」ということになるのかもしれません。

パンダ　うーん、(笑)けっきょくのところ、誕生日にお祝いを持っていく気持ちになるまでに伸夫さんへの気持ちが変化された、そのきっかけって何だったんですか？　何がそんなにカレンさんの気持ちを惹いたんですか？

カレン　これってたぶん「何に惹かれたのか」ということと関係するんですよね。こちらとしては、東山さんになんだか疑問が募っていく。つまり今自分で思うには、疑問が募っていくっていうことは、私にとっては関心が募るとか惹かれていくっていうことだったのかな、と。パンダさんとのお話の中で子どもの頃のことやなんかも思い出してみて、今思うことなんですけど。(笑)それで、「東山さんの今のって何？」「どういうつもり？」というのが重なれば重なるほど私としてはなんか惹かれて。でも東山さんの方は私のことをどう思っているかさっぱりわからない。逃げるから追うというか、まったくつかめないから追うってことなってなかったんですけど謎だから気になる、みたいになってたんですね。このあたりのこと、今鮮明に思い出しましたけど、誰かに東山さんのことを話す時にも「好きな人がいる」とは言わなかったんです。「気になる人がいる」って言ってました。で、「ダメ元で、えい！」。実際その翌日の夫のリアクションからも「お菓子どうも」ぐらいしか感じなかったので、私としてはやっぱりダメだったみたいな。(笑)でもここで話しながら思うことですけど、その時「ダメ元」って考えてたってことは、「謎だから気になる＝好き」だったっていうことなんでしょうね。たぶん謎だから惹かれた(？)。

「謎の人だから気になり、惹かれていった」というカレンさん。伸夫さんの方はどうでしょうか。

パンダ　いや、ちょっと私、頭がついて行ってないんです。11月の誕生日から年末のスキー、正月のプロポーズまであまりにも展開が早すぎて。(笑)なんか…、でもその前に「ああこの人自分にとってとっても魅力的な人だな」とか、そういうふうに感じるプロセスってなかったんですか。

伸夫　そんな、もうずっと密につきあってたんで、同僚として。

パンダ　でも同僚としてと、伴侶としてっていうのはやっぱりちょっと違いますもんね。

伸夫　いや、そこらへんが、私わからないんです。それ以外にあんまり、恋人どうしみたいな経験がないんで。恋愛経験ていうのが非常に乏しいですね。

パンダ　乏しいってのは、あったってことですか?

伸夫　学生の頃にけっきょく私は九州に帰るっていうか、東京で生活するつもりはなかったんで、相手がその東京の子だったりすると、けっきょく真剣につきあうっていうこともないかな。

パンダ　女の子にデート誘ったりとか、恋文送ったりとか、そういうのはなかった?

伸夫　まあゼロじゃないけど、特に大学の時いい友だちがいっぱいいて、女の子も含めて後輩とか。こういう状況で別に恋人がほしいとか、そういうふうには思わなかったですね。

パンダ　まわりでは、でも、つきあってる方とか、いらっしゃるでしょう?

081　3章　二人の出会いから結婚まで

伸夫 「ごちゃごちゃやってるな、めんどくさいことやってるな」ってのは思ってました。

パンダ こういうのって、仮の話ってむずかしいかもしれないんだけど、仮に、そこでケーキ持ってきてくれなかったとしたら、こういう展開ってあったでしょうか？　他のAさんとBさんは、彼女に気があるんだけどっていう状況で。

伸夫 彼女は、年末のそのスキーの後、帰ってきた正月に会ってないから、Aさんとは三人で会ったりするんだけど、今でも。すごく尊敬する先輩です。だから1月に初めて私が自分からはたらきかけてるわけですよね、今でも。それをしてなかったらたぶん妻とAさんが結婚してて、私は親しい元同僚ということで違う形でつきあってるのかな、とは思いますね。

パンダ つまりそのケーキをもらうという、そのことがなければ、自分の方から声もかけなかっただろうし、ということですか？

伸夫 うーん。そうかもしれない。「かもしれない」っていうか、誕生日の時の訪問の方が、大きいですね。だからスキーの時に言ったことよりも、そのケーキっていうか、どうしても自分のものにしたいとか、そういう感じはなかった…。

パンダ まあちょっと俗っぽい言葉ですけど、

伸夫 …ああ、なんかそういう感覚がないですね。

パンダ その時に、カレンさんに対して感じていた魅力っていうのは、何か言葉になりますか？

伸夫 それはカレンの母にも聞かれたんですけど、うーん、やっぱり自分とは違う。

パンダ　具体的に言うと？

伸夫　育ちとか。教員としての仕事の仕方とか。自分とは違うなと。違ってた方がいいなあとは思ってたから。

パンダ　違ってた方がいいっていう感じはあるわけなんですね。逆に、共通してる部分っていうのは感じなかったですか。

伸夫　共通してる部分もすごくあります。教員としての姿勢というか、仕事に対する考え方というのは大部分は共通してる。まあその、組合も同じ組合だし。非常に自然につきあえた。話ができた。

パンダ　ということは、結婚するまではとても自然につきあえるっていう感じがメインだったわけですよね。

伸夫　そうですね。違うところはあって、「ええ、そうなんだ」みたいな新鮮な驚き。だから話すのはけっこう楽しかったですね。

パンダ　ずっと話し込んだりすることもあったんですか。

伸夫　そうですね。しょっちゅう。

　　高校以来ほとんど切れ目なく男性とつきあいを続けてきたカレンさんに対し、友人の恋愛関係を見て「めんどくさそう」と思うような「恋愛経験に乏しい」伸夫さん。その対照的なお二人は、でもお互いがそんなふうに自分とまったく違う、ということに、共に何か魅力を感じていたようです。

3章　二人の出会いから結婚まで

パンダ　（笑）その先はどうなったんですか？

カレン　それでその年末に、今度は例の仲間でスキーに行ったんですね。例の仲間って夫の引っ越しの手伝いの話の中でもお話ししたメンバーなんですけど、職場でとても仲がよかった若い人たちなんです。なんだかんだと、しょっちゅう10人前後（？）で学習会に参加したり遊んだりしていました。あの頃は圧倒的に男性が多い職場だったし、その仲のよかったメンバーもほとんどが男性で女性はごく少数。それで、そんな仲間で年末にスキーに行ったんですけど、その時には、別々に二人の人から、交際の申し込みとプロポーズを受けていました。

パンダ　しかしモテるというか、すごいですね。で、そうやってすでに他の二人ている状況で、伸夫さんはどうされていたんですか？

カレン　相変わらず東山さんだけは何も知らないで一人スーッと滑ってるんですね。私は「お二人にいつどんなふうに返事をしたらいいんだろう」と、なんだか映画かドラマみたいですけど、ゲレンデでもうすごく真剣に考えているのに、東山さんはお二人の気持ちにも私の気持ちにも、まったく気づくことなくスーッと。「もうここで、この状況の中で何も言ってくれなかったら、私はもう別の人と結婚しちゃうよ」と思いながら東山さんが滑ってる姿を眺めてたんです。

パンダ　ということは、「何か言ってくれれば私の意志は変わるよ」っていう意味ですね。

カレン　そうですね、と思ってた。

パンダ　もうその時にはそういう気持ちになってたっていうことですか。

カレン　なってたんですね。でも「何も言ってくれないならもういいや」と思って。

パンダ　なんかちょっとついて行けない急展開ですね。（笑）だって一目惚れとかとはぜんぜん違うし、むしろ「こんな人とは結婚しない」から始まったわけですから。わけわかんない。（笑）

カレン　でも、そのスキーの別れ際に伸夫さんから「31日の夜に電話して」と、突然言われたんです。そこで結婚まで即決でした。

それで31日の夜に電話したら、「3日に駅で待ってる」って。で、3日に会ったんですね。

パンダ　で、答えは。

カレン　はい。

パンダ　わあ、もうその時にプロポーズ来ちゃったんですか。

カレン　来ました。つきあうとかいう時期がないんです。いわゆる二人だけの。

パンダ　予感はあったんですか？

カレン　予感はなかったですね。その別れ際、乗用車に分乗するまさに直前、「東山さん、最後まで何も言ってくれなかった。私は別の人と結婚するのかな」なんて思いながら、雪を眺めていたら、突然東山さんが「あ、○○さん（旧姓）、31日の夜に電話して」と。私はもうびっくり仰天しているうちに「はい」って答えた。（笑）その時初めて、あ、東山さんは私に対して何か思ってるのかなって思ったんです。それまで本当にぜんぜんわからなかったんです、東山さんが私のことをどう思ってるのか。

パンダ　もうそこですぐ？

カレン　すぐです。なんかびっくりの展開ですよね。

3章　二人の出会いから結婚まで

パンダ　スキーの別れ際にね。

カレン　そうですね、12月30日の別れ際に、「31日に電話して」と。

同じく伸夫さんの証言です。

パンダ　あ、プロポーズって言葉はなかった？

伸夫　いや、そのAさんBさんはそれぞれにプロポーズをしてたらしいんです、正式に。暮れに6〜7人でスキーに行ったんですね。今一緒に住んでいる妻の両親がいったん転勤してて、当時西宮にいたんですよ。だから、広島でスキーが終わって、彼女は両親のいる西宮に行く。われわれは全員九州に帰る。その別れ際に、「いつ九州に帰ってくるの？」みたいな話をして、「いや何日で」って。「じゃ、その時電話して」とか、「会おうか」みたいな話をしたんですよ。

パンダ　スキー場で別れる時に。

伸夫　うん。そして、その時にはもう年が明けて、会ったら。

パンダ　ごめんなさい、「電話して」って、どっちがどっちに？

伸夫　「帰ってきたら電話して」って言ったんです。そして、1月3日ぐらいだったかな。もう次の日から仕事に行かなきゃいけないっていう日に会って、で、その、プロポーズといえば、プロポ

パンダ　なんて言ったんです?

伸夫　その、「真剣に考えてるんだけど」っていうことを言いました。「結婚しよう」とか、そういう言い方ではなかったですね。

パンダ　答えはなんだったんですか。

伸夫　「うん」みたいな。「はい」みたいな。「えー、そうなんだ」じゃなかったですね。

パンダ　それが答えだったわけですか。

伸夫　そうですね。(笑)だから、その1月にそういう話をした後に、すぐ段取りの話。

パンダ　えぇーっ、式までの?

伸夫　そうです。たぶんその日だったと思います。その日じゃなかったかもしれないけど、「じゃ、ご両親に会いに行かなきゃね」という話はしたと思う。彼女お正月を一緒に過ごして両親と別れたばっかりなんだけど、すぐまた「二人で挨拶に行かなきゃいけないね」っていう話はしたかな。

パンダ　それでちょっと視点を変えて教えていただきたいんですけど。私の夫婦の場合は、あくまでこんなふうにとにかく私には驚きのスピード展開でした。ではそのお二人が惹かれ合ったことと、お互いがアスペルガーと定型という個性をもっていたことと、何か関係があったのでしょうか。最後にカレンさんに伺ってみました。

も今考えればなんですが、パートナーがアスペルガーだったということは私が彼女に一目惚れしたことや、その後子育ての問題でぎくしゃくし始めるまではかなり幸せだった、ということとすごく深いつながりがあって、ブログにも書きましたがある意味自分は、アスペルガーである彼女を、そうとは知らずにですけれども直感的にわざわざ選んだんだ、と思えるんです。その背景には自分の生い立ちの問題とか、いろいろ理由が考えられるんですが、とにかくそういう彼女を必要としていたという気がしている。そしてある意味彼女に救われているんだと思う。もちろん今に至るまでの葛藤はたいへんなものでしたし、そこは多くの同様のカップルと同じですけどね。それでこのカレンさんと伸夫さんの急展開の背景に、伸夫さんがアスペルガーだったということが何か関係していると思えるかどうか、お聞きしてみたいんです。もちろん今考えれば、ということでけっこうなんですが。

カレン あー、それは関係していると思います。パンダさんや他のカップルの方々と同じように、結婚して生活をともにするようになって、もう筆舌に尽くしがたい葛藤があったんですけど、でも、夫との急展開の背景として、夫がアスペルガーだったということとはすごく大きなものとしてあったと思います。さきほど、疑問・逃げる・つかめない・謎とかいうことを言いましたけど、そのあたりのことがきっとアスペルガーに由来していることだったんだということをすごく思いますね。両親との関係にしても、ある言い方をすればすごく愛情いっぱい注がれてのリアクションのことも。両親との関係にしても、ある言い方をすればすごく愛情いっぱい注がれて、別の言い方をするとかまわれて木箱入り娘のようにして育てられた。(笑)それまでにつきあった人にしても、すごくお世話してもらったりかまわれたりした。でも夫だけはそうじ

ゃなかったんですよね。こちらの思惑が伝わっているのかどうかもさっぱりわからなければ、夫のリアクションが何を意味しているのかもさっぱりわからない。そんなところもきっとアスペルガーということに由来していると思います。

そう言えば結婚が決まった直後に、いろんな人から「東山さんいったい何がよかったの？」と尋ねられて、だいたいは「さぁ？」と答えていたんですけど、ごく親しかった例のメンバーの一人から電話がかかってきて「Aさんではなくて、なんで東山さんだったの？」と尋ねられた。で、私はこう答えたんです。「Aさんはとてもいい人で好きだけど、なんか結婚後、Aさんがテーブルで新聞読んでて、私が料理しててなんていう、当たり前のことが浮かんでしまうんですよね」と。そういう当たり前の生活が想像できないってことで、その当たり前じゃない感じがよかったってことね」と。そう言われながら「あーそう、その当たり前じゃない感じ…それがたぶんいいんだと思います。自分たちの当たり前の生活ではなく、つかめない・世話されない・かまわれない・当たり前の生活じゃなく、自分たちならではの家庭をつくっていけそうな感じ…。アスペルガーでなければ、こで、けっきょく今お話してきたようなことがよかったから結婚したんでしょうね。謎・疑問・逃げる・つかめない・世話されない・かまわれない・当たり前の生活ではなく、自分たちならではの家庭をつくっていけそうな感じ…。アスペルガーでなければ、こまで揃うことはなかったんじゃないかと思いますし、私はこういうものに徐々に惹かれたということなんでしょう。パンダさんのような、一目惚れとは少なくとも一見程遠いですけど。（笑）

パンダ 子どもの頃から野生児で、冒険娘で、新しい世界にはいつも興味津々だった。そのカレンさんが今まで出会ったことのない、まったく新しい世界をもった伸夫さんと知り合い、その世界の謎

に引き込まれていった。そうするとこの結婚はカレンさんにとっては新しい冒険の始まりでもあったんでしょうね。中学までは超超優良児、高校からちょっと「ふしだら系」の入った（笑）カレンさんがある意味で全存在を賭けて闘っていく場に進んでいくこと、それがこの結婚だったのだとすると、確かにそういうカレンさんにとって伸夫さんという自分とは異質な世界を持ちながら生きている人と一緒になることは、一つの必然だったと言えるかも知れないですね。
うーん、それはそれで一つの「運命的な出会い」とも言えるのかも知れないなあ。赤い糸で結ばれるという言い方があるけど、糸よりはもうちょっと太いもので、しかもその赤い色は血の涙に染まったものと言えるかも知れないですけれどね。いやあ、ちょっとなんかわかった気持ちになるところも出てきました。

カレン うーん…。なんだかすごいですねー。自分がすごいとかいうことじゃなく、パンダさんとお話しているうちに、あー、私はこんな人生やってきたんだって、すごく見えてきたように思うし、なんかこんなふうに何かに命を運ばれたり自分で命を運んだりしてきたんだってすごく感じるんですよね。夫との「運命的な出会い」に至るまでの必然が見えてきたというか。全存在を賭けて…、本当にそうかもしれません。で、そういう赤い糸だか綱だかで（？）夫と私が結ばれているとして、その向こう側、夫の方には、私と結婚に至るまではたして必然があったのかなかったとすれば、それがどんなものだったのか、今また、興味津々です。（笑）

パンダさん、長いことお話を聞いてくださって、どうもありがとうございました。次の座談もどうかよろしくお願いします。

4章
座談 I
結婚から関係に暗い影が差し始めた頃まで

お二人が無事（？）結婚し、それまで別々に歩まれてきたそれぞれの人生が、ここで深くからみ合いながら、新しい道へと踏み込んでいきました。

そのお二人の道ゆきを、今度はお二人揃っていただき、私も加わっての座談にしました。引き続く4章から6章までは、本書のサブタイトルの通り、「危機から生還」するまでのお二人の物語になります。ここにけっして語り尽くされていないその激しい日々も、行間からいくらかはにじみ出てくるでしょう。その苛酷な日々を、お二人は生き抜いて、共に今を迎えられました。

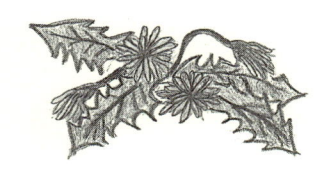

第一印象：お嬢とミーハー

パンダ　ここからはお二人揃ってお話しください。最初に、昨日までの個別インタビューでお互いの第一印象を伺っているんですが、相手が何て答えられたか想像できます？

伸夫　まあ、「軽いヤツだな」と思ったでしょうね。（笑）ミーハーというか。

パンダ　カレンさんの方はどうですか？

カレン　そうですね、たぶん、「お嬢が来た」と思ったんじゃないかなっていう気がします。

パンダ　お互いに相手の想像を聞いてどうですか。

カレン　伸夫さんはほんとになんか、第一印象のイメージが強くて。軽薄だとは思わないんですけど、東京ボーイを気取っているみたいな。「なんでそんなに東京東京って気取っているの」という感じをもってましたね。「でも地は違うでしょう」と。（笑）

パンダ　伸夫さんについてはまだ他にカレンさんが言われていたことがあるんですが。

伸夫　私についてですか？　ええ？　なんだろう。……あぁ、ちょっとわかんない。

パンダ　ぜんぜん？　もうほとんど最初から、「結婚」という言葉が出てくるんですよ。

カレン　お弁当を食べてる時のようすを見て、私が思ったこと。「何このお弁当、何これ」っていう文句の連続。「こんな人とは…、

伸夫　…結婚しないな」と。

パンダ　もうそこから結婚が意識されてたんです。（笑）で、実際の伸夫さんの第一印象は？

伸夫　ああ、「女子学生みたいな人だな」とは思いましたね。お嬢っていうニュアンスとはだいぶ

違う。

カレン 「女子学生…」、それはたぶんそう。大人っていう感じでも社会人って感じでもないし。

誕生日プレゼント：すれ違いと結婚と

パンダ その後、結婚に至るプロセスの中で、一昨日からの話を聞いてて、どちらがどこで意識し始めたか、どうもお二人で一致するようなしないような感じもあるんですけど、伸夫さんがあれが決定的だったと言われた話がありましたよね。

カレン ああ、誕生日の時に、お菓子を持って行った、そこ？

伸夫 うん、基本は。

パンダ その日はうれしかった？

伸夫 うれしかったっていうか、びっくりした。「へーっ」て。

パンダ 男性として話を聞くとね、誕生日にわざわざ持って行ったって聞いたら、「これはけっこうな気持ちだろう」って想像しますけど。そういうはっきりした意識はなかったんですか。

カレン うーん、別に当時つきあってるんでもないし。それまでに歌舞伎なんかも行っていて、でもそれ以後何もなかったし。

パンダ 伸夫さん以外に、当時カレンさんにプロポーズされてたAさんBさんがいるわけじゃないですか。たとえばその人の誕生日に持ってったりとかはしてたんですか？

カレン あ、してない。

093　4章　座談Ⅰ

パンダ　じゃやっぱり特別待遇だったわけですね。そういう話を聞くと、相当の気持ちがあったと思うんですけど。

カレン　まあ、ありましたけど、それまでは相手から言われたことがほとんどだったんで。それでこっちから言わなくても、言ってくれるかなって期待してたぶん待ってたと思うんです。でもいつまで経っても何も言ってくれなくて。でもお菓子持って行って、また反応がなかったらなんか…、ねえ。でも「反応はもうどっちでもいいや」って思った。

パンダ　モテ期で適当に選んでればよかったんだけど、「この人はこの魅力的な私にぜんぜん来ない、なんだこれは!?」と思ってたのかも。（笑）

伸夫　カレンさんはモテ期だったんですね。

カレン　既婚者である組合青年部の人に、「ちょっと気になるんだけど…」って相談したことはあります。「私に何も反応してくれない人だなあ。気がついてるのかな、気がついてないのかなあと、さっぱりわからないんですよ」っていう。

パンダ　「何も反応してくれない」ってアスペルガーと定型のキーワードですね。

カレン　相手がどう反応するかわからないけど、とりあえず持って行きたい。それに対する反応はまあダメ元で。そこが伸夫さんにとって決定的とはその時はぜんぜん思ってなかった。それがわかっていればその後のAさんBさんのプロポーズもはっきり断ってた。

パンダ　じゃもう、そこまで優先順位高かったんだ。

カレン　高かったですね。え、だから、AさんBさん、あっ、Cさん…

パンダ　Cさん？　Cさんのことは聞いてない？（笑）誕生日以前に何かありましたか？
カレン　赴任二年めの夏にアメリカで1ヶ月ホームステイして、向こうに行っていてもAさん、Bさんからはまず手紙が来るんですよ。で、この人のはどこに行ったか届かなかった。「書いたはずだ」って言うけど。
伸夫　そうそう、ちゃんと書いて出したんですけどね。
カレン　で、熱出して休んだ時も、AさんBさんはその順番で、「なんか持っていこうか？」とか電話くれたり、実際パンを持って来てくれたりしてたんですけど、いちばん遅くに、人が寝ようかって時になって伸夫さんから電話かかってきて、「あ、大丈夫？」とか言うから、「おかげさまで」って答えたら「おれ、何にもしてないんだけど」だって。
パンダ　（笑）「おれ、何もしてないんだけど」って！　そうなのかも知れないけど、「おかげさまで」って言われたら定型はまずそう言わないですよね、「なんかも知れないけど」って言われたら定型はまずそう言わないですよね。アスペルガーの人はそこで本当に正直に「私は何もしておりません」と「誤解を解く」のか「訂正を入れる」のか…。
カレン　そのまま伸夫さんは「あ、まあ、じゃあね」とかって。人が寝ようと思ってる時に電話かけてきて、「なに、最後にもう！」って。（笑）…っていうようなことの繰り返しがけっこうそれまでにあったんですよ。
パンダ　じゃいろんな意味で「なんなんだろう？　この人」みたいな感じが…、
カレン　ありましたね。腹立ってましたね、だんだん。「なんかいつもいちばん電話遅いし」とか。
パンダ　伸夫さんは誕生日に来られて決定的な意味だろうと思われて、「なら次は自分がプロポーズ

伸夫　そうですね。私は、A子さんB子さんC子さんっているわけじゃないから。きちんと人間としてつきあってる仲間うちとか、昔からの小中高の友だちとか、そういうのをひっくるめても、「結婚を考えるのはこの人だろう」と思っていましたね。

カレン　うーん、そうか……。

パンダ　プロポーズから式を挙げるまで、どのくらい？

伸夫　二ヶ月半ぐらい。

カレン　そうですね。二ヶ月と16日。

パンダ　かなり早いですね。

カレン　私としてはその「1月3日の日に駅で待ってる」って言われて、そこからつきあいたいという話かなと思っていたんですね。だけどいきなりプロポーズで、「はい？　え？」と思うと同時に、でもまあ気持ちも迷うところってぜんぜんなかったので、即決でしたね。教員って、きりのいい時期じゃないとなかなか結婚できないし、同じ職場だったので、それなら「次年度の3月というよりはこの3月だろう」という話をしたんだよね。

伸夫　うん。

パンダ　早いですね。なんか運命的なもの、感じました？

カレン　なーんか、あったんでしょうか？　あ、でも、迷うものがなかった。

パンダ　そうすると、二ヶ月半で結婚をされて、すぐ一緒に生活を始められたんですよね？

違和感：結婚後10数年の日々

伸夫 そうですね。

パンダ それから二人の関係がどう変化していったかなんですけど、昨日は10年くらいは割合にそのまますっといかれてたと話されてたと思うんですけど。

伸夫 そうですね。10数年、いろいろあったような…。

カレン うん。ちょこちょこはあったよね。子どもがちっちゃい時にケガさせたりも多かったから。夜中も子どもが熱出した時も起きたりしないから。私の方で腹立ったり、がまんしてたり。でも、なんかバンといった衝撃はなかったと思うんですね。なんせ朝補習があって7時には家を出ないといけないんです。だからけんかしてる暇がない。で、職場に行けばもう忘れてしまって、何事もなかったかのように次の夕方が始まって、子どもたちの世話でバタバタして9時には寝かせる。そんな感じで腹立ったこととかは忘れてたんですね。

パンダ 同時に違和感が少しずつ溜まってきたとおっしゃってませんでした？

カレン あー、ありましたね。二人だけの時は、お互いに洗面所にしてもトイレにしても、譲り合ってリズムをつくっていかないと回らないでしょ。でもの1人の生活から二人になるから、それがつくれなかったですね。たとえば洗面所使う時間も、伸夫さんが使ったら私が使おうと思ってるんですけど、その時間がまちまちだったので、リズムのつくりようがなくて…。だからどう動いていいのかわからない。

あとは子どもができて、つわりの時期とかご飯作れない。けど、帰って来たら伸夫さんは「あ、ご飯は?」とか言う。「作れなーい」と言ったら「なんで?」と聞く。私のぐあいが悪くても気がついてもらえなくて、「じゃあ今日は買い物行こう」とか連れて行かれ長いこと立ってて貧血起こしたりとか。そういうちょこちょこしたところで、「あれ?あれ?あれ?」っていう違和感はあったんですよね。あと、自分や子どものどちらかがぐあいが悪いとか、熱を出しても伸夫さんは「ふーん、じゃあ今からどこそこ出かけようか」って誘う。私が「ちょっと待って、今9度熱があるって言ってるんだけど」って言っても、この人引き回してひどい」って、私一人で思ってました。その時は「熱があるのに、この人引き回してひどい」って、私一人で思ってました。

パンダ　カレンさんが39度の時に「一緒に行こうか」って言われたわけですか?

カレン　はい。土地を見に行くとかで。

伸夫　あーあ。

カレン　私、「8度何分、9度近く熱があるのよね」って言っても「ふーん、じゃあもう時間だし、行こうか」って。「え?」なんだけど私、行って吹きさらしの冬の寒い北風の中でフラフラしながら立ってたんですね。いちおう先輩と後輩というのがあるので、「なんで?」と最初は言えないところが多かったですね。子どもが生まれたら、子どもの爪切りの時、今は笑い話のようになってるけど、爪の先と指先も一緒に切っちゃったりとか。

パンダ　うわー!

カレン　あと、車のパワーウインドで子どもの手を挟んだり、いろいろあったんですよ。それで私が

パンダ 「なんでそんなことするの!?」って言うと「ただ、子どもを車から降ろしただけなんだけど」とか言う。そういうことで違和感というか、私は頭に来て、でも伸夫さんは私が怒ってるのを見て「なんでそこで怒らなきゃいけないわけ!?」って言う。

伸夫 今の話は「だいたいあのことか」って思い出されます?

カレン そうですね。土地を見に行ったのは印象とか記憶にはまったく残ってない。

パンダ たぶん、普通にやってることだから、特別記憶に残ってないんだよね。

カレン ぼくの定型的感覚では、たとえば、熱が38度越えて9度ぐらいあるって言われたら「じゃあ寝といて」って言うと思うんですけど、カレンさんに「じゃあ、行こうか」って言われた時にはどういう気持ちでしたか?

伸夫 その時? そうですね。何も考えてない…。だから、行かないというわけじゃないので、まあ相手もあることだし、約束の時間だから「じゃあ行こう」と。

カレン 基本、今も変わらないんだよね。

驚き∴「自分のことは自分が決める」

伸夫 自分以外の人の行動について、私が決めるっていうことは何もないですね。だからあなたが決める、その人が決めて、変更になれば、それはそれでまあいいし。

パンダ だからたとえば、9度近くあるから、「今日は申しわけないけど、ちょっと休ませて、あなただけ行っといてね」とまで言われたらそれはそうする。

伸夫　うん、うん。

カレン　そうですね。今は「ここが痛いから一人で行って」とか、最後まで言うんですね。前は、「熱があるのよね」で終わり。だから「ぎっくり腰やっちゃった」「ふーん。で、何時に出かける?」って。「えー! だから動けないって言ってるんだけど」って内心思いながら。

パンダ　ぎっくり腰になっちゃったんだから…、っていう、その「…」の部分がぜんぜんなくなっちゃってるわけだね。この後に含まれてる言葉が。

カレン　そうですね。ぎっくり腰っていうのは何回かやってるから、ぎっくり腰の時は「荷物を持とうか」って今は言ってくれるんですね。それで、場数を踏むというか、経験する分ね、こういう時は荷物を持った方がいいとかわかってもらえる。

パンダ　そうすると、カレンさんとしてはそういう形で「あれ?」って思うことがいくつか重なっていったわけですよね。その時期は逆に伸夫さんの方は、「あれ? なんでこの人こうなの?」みたいに不思議に思うようなことはありました?

伸夫　それはありましたね。たぶん、いくつかあるエピソードのそのたびごとに、私は逆に「変だなあ」って思ってたと思いますね。

パンダ　へえ、具体的にちょっと教えていただけますか。

伸夫　熱がある時に、土地を見に行ったとかいう話をそんなに重大なトピックとして覚えているこ
とに、違和感を感じる。

パンダ　それは今感じるんですね。

伸夫　今です。その時にはそういうふうに感じてなくて。具体的にこういうことがあったっていうのはそれこそ覚えてないけど、時々、「あれ？　なんか想像できないような反応をするなあ」というのはありましたね。

パンダ　具体的には覚えてらっしゃらないということだけれども、そのことで、しんどいとか、傷ついたとかいう経験はおありでした？

伸夫　そこまで、ナイーブな感じでというか、センシティブな感じではないですね。腹が立ったことがあったような気はする。気にくわないというか。あとは、具体的にいつ頃こういうことがあったというのは思い出さないですね。

矛盾回避：仕事と「共通の敵」

パンダ　何か大きなことがあったという感じはない？

伸夫　ないですね。

カレン　仕事辞めるとかあった気がする、私としては。こっちは違和感を溜めていて、でも仕事をしている間はけんかをする時間もないし、仕事行けばお互いに仕事のことでもう、家のことはその時は忘れてるし。土日の休みとかのんびりしてる時間とか旅行先とかでけんかしても原因が何とかは思わないで過ぎてしまう。たぶん、私が仕事辞めたあたりから、伸夫さんがすごく腹が立つことが多かったんじゃないかな？　私は私で落ち込んでたんですけど。キャリアウーマンでもなくなったし、家事もできなかったし、すごい弱気になってた。そのあたりで、すごく「なんで？」っていう

伸夫　思いがあったんじゃないのかな？

伸夫　そのことでっていうんじゃなくて、そういう時に言ってることとか、言動ですね。「あれ？こんなふうに反応するんだ」と感じることが多くなったのは確かですね。タイミングとしてはカレンさんが退職した後。退職前後ぐらい。退職する前は、そうそう、今思ったけど、たとえばその時々の職場で彼女にとって「有害な」人物とか、システムとか…。

カレン　「天敵」とか。（笑）

伸夫　……あるんですよね。それに対して、彼女が困っているという訴えがあって「ああ、そう」とか聞いて、一緒に攻撃したり、時々は慰めたりとかいうので、嫌な言い方だけど、ガス抜きが行なわれてたと思うんですね。ただ、退職を期に外の敵がいなくなって。

カレン　そうそう、私もまさにそれを言おうとしてた。

伸夫　敵は身中にありというか。

パンダ　それじゃ、それまでは共通の敵が外にあったんだ。

伸夫　そうですね。

カレン　それは大きかったね。

伸夫　とくに最後、退職時には彼女自身の問題以外に、そうさせてしまう学校の運営の仕方とかに

パンダ　ご両親が仲良くしてるときの思い出は？

はる菜　ああ，仲良くしてるとき…，母が元気だった時はよく週末に一緒にお酒とか飲んで楽しそうに話してたし，平日はけっこう二人とも忙しかったので，週末になったらお菓子出して，二人はお酒飲んで，一緒に映画とか『名探偵コナン』とかそういう子どもも大人も楽しめるような映画を借りてきて観てたすごい楽しかった思い出が…。だいたい小学校の時ですね。

パンダ　そうするとはる菜さんが小学生の頃とお母さんの入院前後ぐらいからとは，かなり変わっちゃった？

はる菜　そうですね。やっぱりだいぶ違うかなという感じはあります。

はる菜さんへのインタビュー
聞き手：パンダ

すごく私が憤ってた。ただそれがすべてじゃなくて、本人にも問題があると思ってたから、そういう意味では、だんだん私の中に怒りが溜まっていってたと思います。

パンダ　それはカレンさんの退職の前からって意味ですね？　入院の前ですか？　入院してから？

伸夫　どの入院かな？

パンダ　退職につながる入院。

伸夫　いや、入院自体は私はすごく積極的で。

カレン　積極的だったね。

伸夫　治療としては効果があると思ってたから。そういう状態になると私がやるべきことっていうのは非常に明確になってきて、要するにご飯作って子どもに食べさせて、送り迎えしてっていう、ルーティンの家事があbr>ますよね。それを全部やることが自分の中にプログラムされて。それをやった上で子どもを連れて見舞いに行くとか。そういうことをすればいいっていってわかるから、それはぜんぜん苦じゃなかったし意味があるって思えたから。だから入院自体は、私はストレスじゃなかったんですよね。

カレン　「目の前にいないならいないで自分がしたらいいことがはっきりわかるから、かえって良い」と言ってたもんね。私がいると「いるのに、なんでしない？」って思ってしまうって。「いるのに

> **パンダ**　何をそんなにけんかするんですか？
>
> **はる菜**　うーん。一つひとつの原因はわからないんですけど、何か、ちょっとしたことですぐ口論になって、二人ともけっこう大声で。普通に会話してて始まることも多かったと思うんですけど、何か母が言って、で、父が答えるけど母が思ってた答えとは違う。父が眉間に皺を寄せて、「何でそうなの？」みたいな。母もそれで「何でそんな言い方するの？」みたいになって。けっきょくその時のちょっとしたことっていうよりも、「あの時もこうだった、ああだった」っていう話に母の方が戻っていって…、で父が「何で今、昔のことを言わなくちゃいけないんだ」というのはけっこう多かった。

はる菜さんへのインタビュー
聞き手：パンダ

パンダ ああ、伸夫さんがね。

カレン でも入院でけっきょく治療効果がまったくなくて、落ち込む一方になっていって。そのあたりから、自分自身の心身のコントロールはできないはで、家族のお荷物になっているという罪悪感は募るはで、そういう状態になればなるほど、自分で自分のことをものすごく負担に感じるようになったんですね。どんどん自己評価は下がるし自責の念で気持ちは暗くなる。そういう嘆き悲しんでることが多くなった私が目の前にいることが、伸夫さんにとってものすごくストレスになったんだと思います。

パンダ アスペルガーの配偶者がいらっしゃる定型の方がネットなどで書かれていることを見ると、よく自分の存在価値がアスペルガーの配偶者から認められてないさびしさを感じたり、自分を必要とされていないみたいに感じたり、そういうことで悩んですごく苦しい思いをされている方って、かなりいらっしゃると思うんだけど、そうすると入院前の、共通の敵もいるような段階にはそういう寂しさの感じはなかったの？ 多少違和感はあったとしても。

しないっていうのが、『なんで？』ってストレスだから、ぐあいの悪い時は目の前にいてくれる方がいい」っていう言い方をしてましたね。

パンダ お父さんはどんなお父さんですか？

はる菜 ちっちゃいときは工作とか私が好きだったんですけど，一緒に作ってもらったりとか，あと運動好きなんで夏に海に連れて行ってもらったりとかよく一緒に遊んだっていう感じはありますね。

パンダ ふぅん。お父さんって，はる菜さんから見て，どんな性格の人と思います？

はる菜 父は何かすごい元気で，健康で。「なんで時間外に仕事をしないといけないんだ」ぐらいわりきった人で。人によっては「時間外でもやらないと」と，義務感で仕事やってる人も多いとは思うんですけど，あんまりそういう感覚ではないのかな。のびのびやりたいことやってるイメージです。

はる菜さんへのインタビュー
聞き手：パンダ

カレン　それはなかったですね。今はちょっと違うんですけど、当時の感覚としては、初めに仕事ありきだったんですね。先生になるっていうふうに、もう小学校の頃から思ってましたから。それが私の人生の中では、まっすぐの一本の木の幹みたいなものだから。その幹があって、結婚するかもしれないし、しないかもしれないって最後思ってたんですね。私の中ではアイデンティティの99％が仕事だったんですよ。だからさびしいとか考える時間が微塵もなかったですね。仕事を取って結婚を捨てることはあっても、結婚を取って仕事を捨てるってことは、当時は考えられなかった。

パンダ　たとえば39度の熱の時「じゃ行きましょうか」という話になった時に「この人は私のこと考えてくれないんだろうか」とショックを受けてさびしくなるとか、そういうこともなかった？

カレン　さびしいというより「なんなんだろう？」という大きなクエスチョンマーク。それと「もう実際動けないのになに？」という怒り。そこで泣くとかさびしいとかはなかったです。たぶん仕事がものすごく大きなアイデンティティとしてあったので。

パンダ　じゃ、仮に体調が悪くならずに、いまだに仕事をお互いに続けられていたとしたら、そんなさびしいという気持ちをもたずに、ずっと来られたと思います？

カレン　うーん、仮に元気に仕事を続けていれば……、なかったと思います。でも、きっとあの状態って心身にすごく無理が来ていた、それに自分が気づかずにいた、先に。で、からだが壊れたから心の方もだんだん弱っていって。でもそこで地の底まで辿り着くぐらいいろんなことも考え悩んで。私の気持ちとしては、一度なんにもなくなったんですね。そしてそこから、少しずつここまできて振り返って、「ああ、あの働き方はなんか違ってたな…」

4章　座談Ⅰ

と思えます。でも当時あのまま元気だったら、あのまま行ってたと思います。

伸夫　身体がもてばね。でも前提として、やっぱ成り立たない。体力的には年齢を重ねるごとに落ちるわけだし、あれを乗り切ったら、さらに仕事の量とか質がアップしてたと思うんですよね、求められるものが。彼女の気性としても、「もっとやらなきゃ、やりたい」ってなるから、早晩パンクしてたと思う。

カレン　もっと悪いかたちでね、きっとね。

破綻：アイデンティティとしての仕事を失う

伸夫　「仕事に対する打ち込み方がどうも少し差があるな」とは結婚する前からもちろん感じてたんですけど、ずっと身近で仕事ぶりを見ていると、「こりゃ大変だな」と。すごく醒めた言い方をしますけど、「こりゃ身がもたんだろう」と。だけどそう思いながら、「こっちに迷惑かけないでね」っていうふうに思う部分が、必ずセットであったんですよね。

カレン　ほう。

パンダ　ほうって。（笑）

伸夫　だから、「どうぞご勝手に」とまでは思わないけど、「そんなに無理しなくてもいいのに、体こわすよ」っていう、ある種優しいようなニュアンスの部分と、「これでどうかなられたらこっちも迷惑だよな、子どもたちも大変だよね」と思う気持ちもありましたよね。今思えば、こっちが積極的に働き方とかについて意見したら、ちょっと局面変わってたのかなとも思うけど、まあ言ってた

カレン 言ってたけどね。「なんでそんなに働いてんの?」みたいな。言ってた。私は「好きだから」って答えてたね。けど、いわゆる就職しての仕事という意味ではなくて、私がするべきこととしたかたちで、けっきょく何だろう、仕事なんだったんですね。職場のシステムの中で、それに合わせたかたちで、やりたいこととやらなきゃいけないこと、全部やってたし。家でも、役割分担したところは伸夫さんもするけど、そうじゃないところはけっきょく気がついた方、私が全部しちゃってたから。まあ、そのしんどさもあったんですよね。なんか、子どものお弁当があるとか、いろんなことをしてあげたいと思うけれども、できないジレンマとか、そのへん含めて。

パンダ さっき「仕事が99%」って話聞いたんですけども。っていうことは、伸夫さんは1%以下になるわけですか? (笑) そこが気になって…。

カレン 99%の中には、この人は夫でもあるんですけど、元の職場の同僚的な感覚がとても強いんですね。仕事が99%という意味の中には、伸夫さんも含めて職場で培ってきた人間関係もある。二人の共同作業として子どもを育てることにもなっていっただろうと今思うんですけどね。あんまり学校と家庭と分けてない。あ、そのへん、ごちゃごちゃ。

パンダ 少なくとも99%の中に、自然に伸夫さんも入ってるわけですね。

パンダ お母さんはどんなお母さんですか?

はる菜 そうですね。小さい時はずっとフルタイムで働いてたので忙しそうだなと。やりたいからやるっていうよりは、やらないといけないからやってるというか、「これをやらなきゃ、あれをやらなきゃ」というイメージはけっこう強かったと思いますね。いろんなことを一生懸命してるっていう印象は強かったかも。いろいろやりすぎてるのかな、というのもあったんで、私はあまり負担にならないようにしとこうという思いはあったと思います。

はる菜さんへのインタビュー
聞き手:パンダ

カレン　そうですね。うーん。

伸夫　99って言ってるけど、それはなんか違うんじゃないの？　彼女も今言ってたけど、けっきょく線が引けてなくて、全部パッケージになってて、やりたいことが時間帯だったり、どこに物理的にいるかによって顔が違うわけですよ。朝は母とか妻の顔で、通勤の時間帯だったら一人の人間の顔で、職場に着いたら教員の顔でっていうふうに、ずっと多面体。いろんな角度で表情を見せるわけです。それが全部自分で、それ以外がないっていうのが、うまくいつも上手に場面場面で、人に自分がこの表情を見せたいって思っているのが、うまくいつも上手に切り替えられていったはず。切り替えられるような生き方をしたいって願ってたんだろうなと思うんですね、今聞いてたら。

カレン　うーん、多面体っていうのは鋭い指摘…

伸夫　うん。それを出しているタイミングがちょっとずつズレたとか、あるいは職場を物理的に失ったので、その顔を見せる場がなくなって、手持ちぶさた感じっていうことなのかなって思って。で、職場を失ったら妻っていう部分の比重がやっぱり多くなって、妻的な行動とか態度を存分に発揮したいんだけど、夫がこんなふうだから妻の顔が十分にできない。夫からの妻的扱いが得られなかったと思う、よくない時期は。そういうこと言ってるのかなって、聞きながら思いました。

カレン　前は教員とか同僚っていうのが99％だったから、職を失った時に自分を失ったような感じがたぶんあったんですよね。要するにちっちゃい時からの勉強ができる子とか、そういうものの延長線上に具体化された世界っていうのが、教員の仕事に集約される。だから教員の仕事を失うということは、それまでの全部を失ってしまうというふうに感じてたんだなあ。残りの1％って要するに、

いわゆる勉強とは関係ないところですよね。

鬼‥「何で落ち込む必要があるわけ？」

パンダ　で、カレンさんがさびしさを感じるようになっていかれるわけですよね？

カレン　そうですね。長期の休職があって、そして仕事に戻って、やっぱり仕事辞めた時でしょうね。

伸　夫　辞めてからだよ。

カレン　それからだね。仕事にはなんとか復帰ができたけども、体調が悪くてどうしても続けられなくて。生徒も先生も過労で倒れたって知ってるから、みんながあまりにもよくしてくれたので、「この人たちにこれ以上迷惑かけられない、もう辞めよう」と思ったんです。通知票も出すの締め切りに遅れたし、教員になって初めてだったんですね。「そんな仕事ぶりではいけない」と。その後ですね、喪失感というか。

パンダ　そのさびしさっていうのは、自分のアイデンティティに関わってた仕事がなくなることのさびしさの問題でもあるでしょうし…

カレン　学校辞めてもう寝たきりに近い状態だから、本当に私の世界イコールもうこの人だけなんですよ。そしたら伸夫さんに「まるで演歌だね」って言われたんですけど。仕事がなくなってさびしい、家事もできなくて情けない、子どもの面倒もろくろくみれない。あんなに一所懸命仕事に入れ込んで、子どものことちゃんと見てやってなくてつらい思いいっぱいさせてきたのに、その仕事を辞めてしまった。そういう嘆きとか後悔とかの思いを話す相手は全部伸夫さんだったんですね。と

4章　座談Ⅰ

ころが伸夫さんからは「それを俺に言ってどうなるわけ?」とか「わからない」とか言われる。そうするともう…。そこからですね。

パンダ　昨日のお話だとその頃は伸夫さんは、最初の赴任校、新設校で生徒の話をよく聞いてあげていたんですよね? それが生徒には非常によかったわけじゃないですか。カレンさんに対してはそういうふうに理想的な聞き役みたいにはなられなかったんですか?

伸夫　ああ、ならなかったですね。

パンダ　そこは何が違ったんですか?

伸夫　それは仕事だからやってたというか、そういう仕方しかわからなかったし。そう、だから仕事のスイッチを入れてやれるんですね。だけど、家の中とか夫婦とかってそういうもんじゃないと思ってるから。できるだけ頑張って聞いてたと思うんですけどね。仕事で聞く時よりずっと頑張ってた。「違うなあ」と思いながら聞いてるから。

パンダ　「違うなあ」っていうのはどういう意味ですか?

伸夫　「別にこれで金もらってるわけじゃないし」とか。そういう感じ。

パンダ　(笑)　定型的な感覚でそのお話を聞くと、「じゃあ夫婦関係で必要な援助も本当はお金を払わないとしないということなの?」とびっくりしてしまうんだけど、私の妻も仕事での人づきあいと仕事関係の電話がかかってくる時なんか、明るい声で話をしてる。ところがそれが終わるとまったく別人みたいな感じになる。その意味をお私とのつきあい方がぜんぜん違うんです。「普通に」話をしてる。ところがそれが終わるとまったく別人みたいな感じになる。その意味をお時々笑ったりしながら「普通に」話をしてる。ところがそれが終わるとまったく別人みたいな感じになる。その意味をお想にとか、怒ってるみたいにとか、それかこちらを拒絶してるみたいな感じになる。その意味をお

伸夫 やっぱり夫婦でカウンセリングなんてできないわけだし。「いやその話を今、当事者である私にされても困るなぁ」とか思いながら頑張って聞いてるから、そのこと自体ストレスなんです。

互いにぜんぜん誤解していて、それがわかるまではうちも大変だったんですけど、なんかすごくズレるところなんですよね。

パンダ その話っていうのは、最初の頃はカレンさんのしんどさのこととか、とくに伸夫さんを責めるとかいう話とは違ったわけでしょ？

仕事で生徒の話聞いてるのは、ほとんどストレスないんですけど。

カレン 最初は「つらい」とか、「落ち込んでる」とか私が言うと、「そんなふうに思う必要ないじゃん」とか言う。

伸夫 だからそれを「ああ、そう」って、聞いてはなかったですね。いちいち、反論してましたね。

カレン そう、「なんでそんなに今、落ち込む必要があるわけ？」ってね。

> **パンダ** お父さんを冷たい人だと感じた出来事ってあります？
> **はる菜** 母が入院してた時期で，一時帰宅していた時，夜ぐあいが悪くなって立てなくて座り込んでたんですけど，その時に父は「なんでそうなるの？」と言っていました。もう母からしたら怒鳴りつけられてる感じ。客観的にみてもぐあい悪くて座り込んでるのに，それを上から眺めて怒ってるみたいな感じで，そういうところが冷たいっていうか，ひどい人だなって母は思ってたんじゃないかって思います。
> **パンダ** お父さんは何でそういうふうにされたんでしょうね？
> **はる菜** たぶん怒ってたというより本当に困って，自分はぐあいが悪いのもよくわからないから，入院しないでいい状態で家にいるはずなのに，なんでぐあいが悪くなってるんだろうって。その時，母が頑張って何かをした後だったんですよ，たぶん。家で張り切って自分がしなきゃと思って，でやっぱり体がまだついていかなくてぐあい悪くなったと思うんです。「それがわかってるのに何でするの？」みたいに思っていた気はするんですけど。

はる菜さんへのインタビュー
聞き手：パンダ

伸夫 「カレンさんは今までまわりの人にそうやって聞いてもらってたんだろうな」って思って、「そういうスタイルを脱しないと次に進めないぞ」と思ったのもあるんですね。

パンダ つまり、今まで他の人にそういうふうに聞いてもらって甘えてたから、こんなふうになっちゃったんだって思いがあったわけですか。

伸夫 そうそう。うつ病だったから医学的にはよくなかったんですけど、そういう状況を越えなきゃいけないと思ったから、あえてきつい言い方をしてたのもあった。理性的な部分では。だけど感情的な部分では「面倒くせえなあ」というか、「また同じこと言う」というか。

カレン それ伝わって来てきつかったね。それ、私からすると、「今のタイミングでこういう言い方になるわけっ？」とか思って。

伸夫 だから、心を鬼にして言ってる部分と、自然と鬼だった部分とあった。

カレン だから、どっちにしても鬼なのよ。(笑)

かなしみ：共有されない二人の辛さ

伸夫 意識してやってた部分は、百歩譲ってもらうにしても、自然と感情的になってつらく接してた部分については悪かったなあと思いますね。

カレン うーん。

伸夫 ただ、もともとスタートラインとしてカレンさんの姿勢を変えなきゃと思ってたから、もう考えて意図的にやってるのか、感情でコントロールできなくなってやってるのか、自分の中でも分

けられなくなってますね。

カレン　ただただ落ち込んで「はぁ〜」となってるのを見るのがもう嫌とか、面倒くさいとか、「目の前で落ち込んだりしないでくれる?」とか、私が見上げると伸夫さんがこうやって見下ろしてるっていう、上から目線のイメージがすごくあったんですね。その後はまた違うけど。

パンダ　けっきょく本当に体がつらくなって退職して、世界が変わってしまって、「もう伸夫さん一人」(笑)ってなった時に、それまではちょこちょこはあったけれども、そんなに気にしないでごまかしてバランスがとれてた矛盾が前面に出てきたんですかね?

カレン　子どもたちの前ではまたちょっと頑張ったりもしたけど、それでも子どもから「お母さんって何もできないね」とか「寝てばっかりだね」とか、ちょっとはっと思うようなことも言われて、まぁ、いろいろと…。

パンダ　その時にさびしさが浮き立ってきてしまったわけですか?

カレン　そうですね。本当に。何か、もうちょっと、何とも言えないかなしいのと落ち込んだのと。何でしょうね、ちょっと形容のしようがないというか、うーん、真っ暗闇。

パンダ　二人(ご両親)の言い分を聞いてて、どっちにより納得できると思ったことあります?

はる菜　うーん。どっちも言ってることはわかるっていうか、二人の性格とかはある程度わかっているつもりだったので、その時は「お互いこういう感じでこう話してるんだろうな」って考えながら見てたんですけど。そのパターンがいつも一緒だったんで。

パンダ　はる菜さん自身は二人の間に割って入ることはなかった?

はる菜　あんまり口出ししてもどっちかの肩もつことになっちゃう、というのもあったんですけど、でもやっぱり子どもがその場にいるのといないのじゃ、けんかの程度も違うかなと思って、敢えてその同じ空間にいたということもあったんですけど。まぁ部屋にいて寝るって言っても聞こえてくるしずっと寝れないでいましたね。

はる菜さんへのインタビュー
聞き手:パンダ

パンダ　逆に言うと伸夫さんはそういうカレンさんの状況を見て、別の意味で先が見えないという感じにもなるわけですね？　どうしたらいいんだろうみたいな？

伸夫　そうですね。うん。

パンダ　それがお仕事に影響したりとかもありました？

伸夫　たとえば救急車呼んで病院に担ぎ込んで、そのまま朝出勤するとか、ヘロヘロとか、そういう程度の影響はありましたね。ただ一番よくなかった時期はやっぱり職場でも考えてました。「う わ、どうしよう」とか。「このままいったら共倒れだよなぁ」とか。

カレン　あと「今、家で死んでるんじゃないかな？」って考えることもあったとか言ってたね。(笑)

伸夫　うん。それはこれまでの20年ぐらいの中にはなかったことですよね。出勤した後に家のこととか家族のことを考えて、その間完全に疎かになってるわけだから。さすがに授業中とかまではなかったですけどね。その頃は親しくしてもらってる先輩の同僚たちが気づいてくださってて、時々声かけてくださってましたね。「大丈夫か」って。

パンダ　えっと、それは伸夫さんに声をかけてくださった？

伸夫　二人は夫婦で共通の知人もすごいたくさんいるので、「ああ、実は…」とか。こっちももう信頼おける方たちなので、ちょろっと話すつもりがかなり言ってしまって、「ああ、ここまでお聞かせするんじゃなかったな」と後悔したりとか。そういうこと、本当にいっさい人に話してなかったから、最後の最後にH先生とK先生にはつい話しちゃって。

パンダ　伸夫さんとしては、話さざるを得ないぐらいまで追い込まれてたわけですね。

伸夫 うんうんうん。「気づかれたか…」って感じですね。そういうまずい状況にあるっていうのを、ほかの先生に気づかれてしまった。

カレン たいへんだったね。(笑) 今では職場で私のことを思い出してることはほとんどないと思うから、幸せよね。

伸夫 そうだね。少なくとも心配するとかいう思い出し方は、まぁいっさいしないから。今話して、「そう言えばそういう状態だったな」と思う。たった5年前のことですもんね。

パンダ それぞれが今までに経験したことのないすごいしんどさを、

伸夫・カレン うんうん。

パンダ ただしお互いにものすごく質の違うしんどさを抱えてらしたわけですよね。「お互いにそれぞれがしんどい」みたいな感じで共有はされない。

伸夫 ああ、そうですね。

パンダ それが何だったのかが、次の話のきっかけかな。

5章
座談 Ⅱ
離婚寸前で踏み止まり、前向きに進み始めた頃

「あの（離婚をめぐる）手紙の頃になると、夫婦のがまんとかいうレベルじゃなくて、夫婦でいることが要するに生死に関わる」とまで言われる状態に進んだお二人。お互いに本当に違う人間なんだと認め合うことであらためて二人の生活、いや家族の生活を取り戻されました。さて、何がそのきっかけになり、何がそれを支えたのでしょうか。

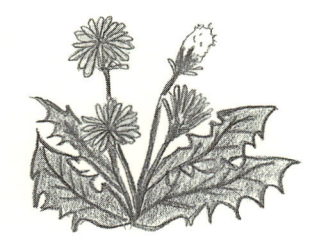

離婚：アスペルガーの診断が下りない絶望

パンダ　お二人の離婚をめぐるやりとりの手紙（1章）をあらためて読ませていただいて思ったことですが、離婚をまず最初に考えられたのはカレンさんなわけですよね。で、伸夫さんの方は言われてから「そうなのか」と受けとめられたような書き方をされてますよね。

伸夫　ただもうずいぶん前から、妻の口には出てたんですね。

パンダ　ああ、口には出てた…。その時に伸夫さんもある程度離婚を考えていらしたんですか。

伸夫　……いや。手紙の段階です。それ以前にはカレンさんの望む結婚生活、幸せな状態というのが手に入れられてなくて、そうすると「私たちはもうだめだ」とか、しょっちゅう出てたんですね。「そんな絵に描いたような幸せなんてあるわけないじゃん」「結婚生活なんてもともと苦労する、不愉快なことがあっても我慢するものなんじゃないの」って思ってました。ところがあの手紙の頃になると夫婦の我慢とかいうレベルじゃなくて、夫婦でいることが要するに生死に関わるわけで、「ならもうやめよう」と。

パンダ　伸夫さんも積極的に離婚を進めるべきだという気持ちになられた、手紙の頃には。

伸夫　うん、そう思うようになりました。

パンダ　それは、自分としても離婚したいという意味なのか、カレンさんの状態を見てたらそういうふうに感じるようになったのか、どっちでしょうか。

伸夫　後の方が大きいですね。手紙に書いてた通りです。

パンダ　前回はお互いしんどさを抱えられてたけれども、たぶんその質が違うんだろうというところで話が終わったと思うんです。それで実際カレンさんの方は早くに離婚を考えないといけないと思ってたし、逆に伸夫さんの方はぎりぎりになるまでそこまでは思わなかったという違いも出た。離婚ということについて言うと、カレンさんが主導権を握っていたんですか？

カレン　なんか、言い出しっぺというか。

パンダ　それに引きずられる形で伸夫さんも最終的には同意されたと思うんですけれども、今日は離婚を承諾してあの文章をお互いに交わすまでの経緯と、にもかかわらず結局そこを乗り越えて「あらためて一緒に行こう」となられた、その転換の過程をお聞かせいただきたいと思うんです。まず最初にカレンさんが「離婚という方法しかない」と思うようになられるプロセスを話していただけますか。

カレン　いろいろあったんですけど、本当に離婚したいと思った直接のきっかけは、夫がアスペルガーなのかどうか専門のお医者さんの診断を受けに行ったことなんです。私は「もしアスペルガーということで何かお互いに違いがあるとわかる」のであれば、なんとかできる可能性があるし、なんとかしようと思ってたんですね。けれどもお医者さんからは「アスペルガーとははっきり診断することはできない」と言われて。それを聞いて伸夫さんは「やっぱりおかしいのは自分ではなくて、あなただ」と言うし、私は私で「アスペルガーでないのに、今までのような言動を取っていたならば、もう人として信じられない」と思ったんですね。それでもう「離婚しかない」という感じになって。

パンダ　診断を受けに行くようになったのは、どういうプロセスだったんですか。

伸夫　私が転勤した職場になじめなくてうつ病になっちゃって、精神科にかかってたんですね。その中で夫婦の問題も出てきて、「東山さんみたいなタイプの人には、こういう学校合わないよね」というドクターの話もあり、「アスペルガーではないのか」という話が妻から出てきて、「じゃドクターにアスペルガーかどうか見極めてもらおう」と。配偶者としてそうした方がいいと思ったし。

パンダ　そうか、あらかじめ仕事上のことで悩んで精神科に通われてた、そのお医者さんにアスペルガーかどうか相談されたわけですね。

カレン　伸夫さんは忘れているみたいですけど、実際はそのさらに一年前に行ってるんです。初めてその専門のお医者さんのところに行ったのは、私が最後に退院した後の10月ことなんです。入院してる最中にこれまでに起こってきたことをちょっと冷静に整理する中で気づいたことをもとに、7月の退院後ネットでいろいろ調べたんですね。そうするうちにアスペルガーに行き当たって、9月の時点で「そうなんじゃないかな」って伸夫さんに話したんです。「もしアスペルガーということで何か違いがわかればなんとかなると思うし、配偶者としてサポートするから」って。伸夫さんは「サポートされる必要はない。自分は何も困っていない」と言ってたんですが、私は「違うとお互いにわかればいろいろうまくいくと思う」と説得して。それで10月に専門家のところに二回か三回か行ったんです。でもその時には生育歴とか、「夫の親の話を聞かないと判断はできない」と言われてうやむやになったまま何ヶ月か過ぎ、さっき夫が言ったようなことがあったんです。

パンダ　最初に転勤前にお医者さんに行かれた時には、伸夫さんとしては素直に行かれたんですか。それとも抵抗感とかいろいろありながら行かれたんですか。

伸夫　抵抗感はなかったですけど。白黒つけたほうがいいかなとは思いました。
パンダ　いわゆる「障がい者」というレッテルを貼られるような印象はなかったですか。
伸夫　なかったですね。
カレン　ちょっと付け加えると、最初に私が「伸夫さんはアスペルガーなんじゃないかと思う」って言った時、伸夫さんは「アスペルガーだったら嫌だな」と言ったんです。なんか怒ってるような感じにも見えたんですけど、「障がい者っていうのはちょっと嫌だな。人と違うのは嫌だ」ってポツっと。すごく寂しそうに悲しそうに彼が言ってたので、とても私は印象に残ってるんですね。
パンダ　でもお医者さんには、白黒つけようというはっきりした感じで行かれたわけですね。
カレン　その時はもうそんな感じでした。
パンダ　「そうじゃないの？」って言われてから行かれるまで、どのくらいあったんですか。
カレン　最初に言い出したのは9月の半ばぐらいだったんですね。で、10月に入って夫が納得して、「じゃあ行こう」ということになって。
パンダ　2週間かそこらぐらいで。
伸夫　あ、思い出しました。当時、私、大学院の学生として研修に行ってたんですね。それでもともと精神科のドクターでいま大学で教えてらっしゃる自閉症の専門の先生に相談して、「ある夫婦がいてちょっと困ってるんですよ…」って言った。「実は自分がその当事者なんです」と。そしたら面と向かって聞いてすごく驚かれて、その先生の医学部の先輩にあたるドクターを紹介してくださったんです。

パンダ　知り合いの知り合いみたいな形で、わりにつながりやすいところはあったわけですね。そしたら受診ということに関しては、比較的受け入れやすい条件があったのかもしれない。いずれにしても、けっきょく二回とも「はっきりと言えない」ということになったわけですよね。伸夫さんとしては、「やっぱり自分がおかしいのではない」という思いに戻られた感じですか。

カレン　「はっきり診断することはできない」とお医者さんに言われた時は、もう二人で帰りの車中から彼とバンバンやり合ったんですね。彼は彼で「やっぱりおかしいのはあなたの方だ」と言うし、私は私で「アスペルガーでないのに、今までのような言動を取ったなんて、もうやってられない、もう離婚したい」っていうふうに、車中でも家に帰ってからも言いました。

パンダ　その時に離婚したいという考えが生まれたわけですね。

カレン　絶望しましたね。最後の頼みの綱がなくなって。

困惑：「考え直して」

パンダ　カレンさんがかなり絶望して離婚を考えられ始めたことは、感じられましたか？

伸夫　病院からの帰り道、わりと壮絶で。自分が今仕事でそれまでにはないほど苦しんでいるところに、「はいはいはい」というふうに聞き流してはいられない重みをもって言葉が入ってきた。具体的に離婚ということが、その時は一歩どころじゃなくて百歩ぐらい進んだ感じでした。

パンダ　それ以前からやっぱり離婚ということは、口には出されてたわけですよね。

伸夫　そうです。ただ離婚ということに対する熱意というか、積極性というか違ってて、「あ、本

「当にそうなんだ」と。私はいつもお互いさまと思ってて、そういうのをお互い我慢するしかないと思ってたんですね。でもより相手の方がダメージが大きいようだ。努力とか我慢すれば何とかなるとかいう性質のものではないということは、そのとき実感しました。後はどういうプロセスで離婚するかということになるわけで、進めていくとしたら一気に進めるしかないと考えて一足飛びに離婚までの段取りを考えました。修復するとか善後策を講じることはいっさい考えなかった。すでにもう相手がそこまでダメージを受けていて、そういう意味では彼女が疲れていることが原因なのではなく、もうそれは自分が原因と思ったんですね。だからできるだけ、カレンさんに対してダメージが少ないようにするためにはどうしたらいいかって考え始めました。後戻りはしないと思ってました。

パンダ　結婚の時も、事実上誕生プレゼントのお菓子で決まったわけじゃないですか。離婚の時も、その病院の帰りの時のけんかでスパンと決まっちゃったわけですね。

伸夫　口にするからにはそれだけの覚悟があるだろうと思っているから。私が手紙を渡した後、彼女から手紙が来ますよね。読んで「はい?」って驚いた。「え? 意思表明したでしょう」って。ところが後でカレンさんから聞いたんだけど、「考え直してほしいから私は言ったんだ」って言う。私はぜんぜん理解できなくて。私は次をどう進めるか協議するんだと思ってるんだけどぜんぜん先に進まないんですよね。以前のこういうところが悪かったみたいな話し合いはあの局面で意味がないって思っていて、ある種ビジネスライクに離婚を進めていくことを考えてましたね。自分の手紙にはそういうことばっかり書いてた。

パンダ　本当に、お二人の手紙の調子がまったく違いますもんね。

伸夫　あの手紙はさすがに私も処理に困って、自分の脳が機能していないっていうか。字面ではわかるんですけどね。だけどどう解釈したものか彼女がそれを書く意味がわからなかった。考えあぐねて、私にしてはめったにないことなんですけど一人だけ7つ上の姉には相談したんです。姉は私と似てるところもあるんですけど、まあ同様なんですけど、カレンさんが言ってたこと。「離婚したいって言うのはあなたと結婚していたいってことよ」って言うんです。「ええ、そうなの？」って。「言葉通りに受け取って…。あなた今ここで話したようなことを姉に言ったんですよ、そしたら、本当にわかってないわね」みたいなことを言ってました。そしてその後、姉がくれた手紙でたぶん諭された。

傷つく：加害と愛

パンダ　その手紙をやりとりした段階でも、離婚ということをめぐって本当に相手の書いてることがわからないという印象をもつぐらいズレてた。それ以前の段階でも伸夫さんはお互いに一緒にそうやって暮らしてる以上、傷つけ合うということはしょうがないって思ってらしたよね。そこで相手や自分はそれぞれどういうふうに傷つき、どこが違うってその当時は思ってらしたか、覚えてられることはありますか？

伸夫　うーん。仕事をしていく上で彼女なりに苦労を味わいますよね。「でも何でそこが苦しいの？」って。苦しみのもとが私から見ると身から出た何とやらが多い。そこのところ少し言うんだ

パンダ　夫の接し方が違えばもっと違うというカレンさんの言葉、どう理解されました？

伸夫　そこは、カレンさんに絵に描いたような幸せな夫婦図みたいなのがあって、それに相応しいその場その場の、反応なり言動なりがあって、それと多少ズレたりひどくズレたりするということなのかなと。当時も自分がそう思ってたのか、ちょっとよくわからない。

パンダ　逆に伸夫さんが自分はこんなに苦しんでるのに、ぜんぜんカレンさんは理解してないじゃないかって思われたような部分というのは？

伸夫　いわゆる愚痴を聞かされる。そのことはすべきなのだろうと思うから一生懸命聞く。それはとてもストレスだけど頑張ってる。でもそれが妻には私がストレスを感じている、とても努力しているとは伝わってなかったと思うんです。そういうストレスはあったかな。

パンダ　今度はカレンさんにおたずねしたいんですけど、けっきょくお互いにしんどいと思ってるところがどうも違うのではないかという思いはカレンさんももっていらしたわけでしょうか？

カレン　当時は夫がそんなに頑張っているとかストレスを感じているとは思ってなかったですね。「なんでもっと親身になってくれないのか」と思ったり。別に特別な理想ではなく「普通そうでしょう？」っていう気持ちですね。でも今思えば私が「普通」と思ってることが夫にとってはぜんぜんそうじゃなく、絵に描いたような幸せな夫婦図だったのか

けど通じないんですね。そして夫の振る舞いとかが違ってたらもっと仕事に精力を傾けることができて、苦しみが軽減されるみたいな発想だったんです。いや、それは違うというふうに思って。いくら話しててもいい感じで話しててもけんかしてても、ズレてるなあってずっと思ってました。

5章　座談Ⅱ

パンダ　なるほど。カレンさんの手紙にもそういう思いがとてもよく出てる感じがします。自分がどれだけ傷ついてきたのかということを、伸夫さんの発言でずっと説明をされたりとか。

カレン　そうですね。もう、綿々と綴ってますよね。

パンダ　それに対して伸夫さんは淡々と。お金のことや他のことに関して、普通そこまでしないくらい自分が譲る書き方もされてます。お二人でぜんぜん相手に訴える内容や訴え方が違う。カレンさんが傷ついた思いや被害者の気持ちがそれだけ伸夫さんより強かったんでしょうか。

伸夫　ああ自分は意図してないところでひどく傷つけている加害者だなとは思いました。それ以前はもちろん悪くないと思ってたからものすごいこと言ってたし。でも妻は体調を崩しているから、本当はそうじゃない接し方をしてたらそこまで体調を崩さなかったかもしれないと、その時に初めて思って。自分の中で離婚するということは決まったから、もうできる限り美しくいく以外に道はないなと。子どもたちのこともあるし私は最低限の生活ができればいいと思ってたんですね。だからどんな形で妻の生活を支えて行くのか具体的に決めていく方がいいだろうと。経済力がぜんぜん違うっていうことがわかってるから、可能な範囲でできる限りいい条件で整えてあげて。

パンダ　離婚しても自分なりに配慮しなきゃいけない相手としては続くわけですね。

伸夫　そうそう。できる限りのことはしないとやっぱり悪いなと。子どもたちにとってはなんといっても親ですから。最終的にいがみ合ったり、私たち親のことで子どもたちが何かしたいと思った時にそれができない状況にしてしまうというのは絶対いけないと。

パンダ　それは伸夫さんのカレンさんに対する、ある種の愛情なんですか。

伸夫　言葉で言えばそうだと思います。

驚き：望みは離婚じゃない

パンダ　なるほどね。ただ定型の立場からカレンさんの手紙の文章を読ませていただくと、「なんてひどい旦那さんなんだ、これじゃとうてい結婚生活を続けられないだろう」と、(笑)感じてしまうような内容が綿々と訴えられてるわけです。他方、伸夫さん自身も限度に来てるし、もちろん自分の知らないところで傷つけたところもあるし、これはもう離婚しかないとすっぱり割り切ってしまってるところがありつつ、その後けっきょく離婚に至らなかったのはなぜなんでしょう？

伸夫　別居を始めて離れて生活する中で、彼女は少なくとも精神状態はいい傾向にあって仕事にも出てましたから、息子と二人で生活する中で心身ともに健康を取り戻してるんだと思ってたんです。でも妻の体調が悪い時とか仕事の時に、私はふだんどおり元の家に戻って来て夕食の支度をして三人でご飯を食べて、片づけをして夜のうちに借りていた部屋に戻る、そういうことをウィークデイの一回か二回するつもりで「そのプランってどう？」っていう話をした時に、「絶対おかしい」って言うんですよ。そこがまたその状態をどうやって維持していくかについて感覚がことごとく違って。

パンダ　うーん、やっぱり私も定型だからなのか、そのプランって理解しにくいです。(笑)彼女にはそういう状態になったからには、自分一人でまさに死にものぐるいでやるんだとい

う非常な決意があるんです。ものすごく潔癖というか。別居して職場までの距離が短くなったことで通勤時間がかなり短縮されて、私はとても心身ともにゆとりができたんですね。だからその分を平日夜に使うというのはぜんぜん問題ないと思ってたし、それぐらいやったら二人も助かるかな、妻も息子も助かるかなと思ってたら、「ぜんぜんそんなことは考えてない」って言うんです。「そんなことあなたに申しわけなくてさせられない」とかって、そういう感じの反応。「離婚しようと決めて別居してるのに何で出入りするの？」。そういう反応が返ってきてびっくりしました。

パンダ　私も逆の意味でカレンさんの反応にびっくりされることにびっくりします。(笑)

伸夫　とらえ方がぜんぜんズレてて、私は新しい一歩を踏み出したという気持ちで、別居というやり方を続けて何年か後にきちっと離婚をしてというところに向かっていい方向に進み始めたから、ああカレンさんも精神状態は以前に比べてずいぶんよくなってる、と勝手に思ってた。自分を苦しめる諸悪の根源が目の前からいなくなってるんですね。ところがそうじゃなくてすごく辛がってるわけだから、精神状態は比べものにならないくらいいいんだろうと思ってたんですね。ところがそうじゃなくてすごく辛がってるわけです。それがさっぱりわからなくて。だって「やだやだ」って言ってたから、こっちは「家事しに行くよ」って言うと「来るな」っていう話で。「あなたの望んでることは何ですか？」っていう心境でしたね。それで11月の終わりに仮住まいを借りてお正月が来て、「ああ、私も今までとは違う感じでやってこう」っていう心持ちなのかなと思ってたらぜんぜん違うようなんですね。話を聞いてみたら

「私はこういうこと本意じゃない。望んでる状態でもない」と。私は非常にびっくりしました。

パンダ　こういうことって、どんなことですか。

伸夫　別居状態を含め、先に離婚という大前提があって、そこに至るプロセスの一つのやり方として、私はそれをやってたつもりだったんだけど、「もともと私はその大前提を望んでるわけではない」とかいう話になって、「はあ？　え、ちょっと待ってよ。じゃ、あの手紙のやりとりは何なのよ」ということになったのが、何月ぐらいかな。3月とか。2月とか？

カレン　あのやりとりは、カトリン・ベントリーの『一緒にいてもひとり』（東京書籍）の本に出会う前だからたぶん1月とか。ちょうど伸夫さんが別居先から帰って来る時に注文していたその本が届いたもんだから、本好きの伸夫さんはそれをサッと手にとって読み出して「ああこれ俺だ」みたいな。

伸夫　そういういくつかのプロセスがあって「あら？　別居したいんじゃないの？」って落ち着いた気持ちで聞いて「いや、私は別に離婚したいわけじゃない」と。「あ？　だって、家に帰ってくるなって言ってたじゃん」って言ったら、「それはそういうつもりで帰ってくるなって言ってるんじゃなくて」みたいな。わかったようなわかんないような話が一から十まであるわけですよ。私は額面通りとるタイプだから、「だってこう言ったじゃん」「その発言はこういう意図で言ってるんでしょ」って、一つひとつ確認するような感じで聞くと、妻がどういう気持ちでそういうことを言ってるかが全部ことごとく違うんですね。それこそ目から鱗みたいな、本当にばかみたいな話です。「戻った方がいいの？」って最終的にポンと聞いたら、「そりゃぁそうよ」っていう話になって「何だそれ？」と思って。5か月で戻った。

5章　座談Ⅱ

希望：アスペルガーであること

パンダ 今までの話について、カレンさんの方から見ると、どういう話になるんでしょうか。

カレン 「離婚したい」っていうのは、私の中ではあったんです。「こんなんだったら…」というのを前提として。改善できるなら続けたかったんです。アスペルガーの診断に救いを求めたのも何かを改善したかったからですし。でも改善できないならもうだめかなと。だから「こんなんだったら離婚したい」。それに対して「わかりました、同意します」と言われた時は、なんかもうカクッときたんです。「えっ？ なんで⁉」って。改善したい、何とかしたいと言ってるのに、どうしてここが伝わらないのって。その気持ちがまったく伝わらず本当に離婚ということで一気に進んでしまうことにとても驚きました。唖然としたというか。でもその一方では本当に離婚を前提にした別居であれば、もうそこまで心が離れている異性どうしが一緒に住むことはできないので、たびたび家に帰って来るというのは変なんじゃないっていう思いもありました。いろんな気持ちが混ざってましたね。

パンダ そもそも別居はどちらから言い出したことでした？

カレン それは伸夫さん。

伸夫 そうですね。うつ病になって病気休暇に入って一番私の体調、心理状態が悪い時に出勤しないで家にいるから朝から言い合いになるんです。二世帯住宅の構造上どうしても両親との絡みも出てきたんです。でも三人は実の親子でしょう。両親からしたらかわいい一人娘なわけだからかなりシビアな状態になるんですね。そうすると現実問題として三ヶ月後の職場復帰の期限が刻一刻と近

カレン こっちからするとあれよあれよという間に出て行ってしまったという。（笑）改善したいというのが本意だったのに、それが伝わらず「わかりました」と。そういう状態にこっちはまだびっくりもするし「なんで？」っていう批判的な気持ちにもなるし。「うまくやろうという道も模索せずもう別れるという方向に一気に行っちゃうんだ、この人は」って思いました。残された方はもう例えようもなく虚しい。二十年やってきた結婚生活の先にあるこの空っぽの家が、私がつくってきた家庭なのかなって。「これはないでしょう」っていうような気持ちでしたね。でも「それでもやっぱり」ってなったのが1月。伸夫さんが出て行って1か月半ぐらいの頃のことです。あるところでたまたまアスペルガー関連の本を見つけて手に取ったところ「あっ、これはやっぱりだ！」と確信するような描写があったんです。それでここであきらめるわけにはいかないとアスペルガー関連のことをネットでがんがん調べて行き着いたのが『一緒にいてもひとり』という本でした。

パンダ はあー。どういうのか、アスペルガーだからもう諦めるっていう考え方だって、人によってはあり得るわけじゃないですか。だけどそうならずにアスペルガーだっていうこと自体、次への手がかりになるんだっていうふうな思いというのはずっと持ってらしたわけですよね。

カレン　ありましたね。それがあったから、専門家と言われる人にアスペルガーだと診断してほしかったんです。その診断に至らなかったから、かえって関係が悪化してしまったわけですし。だから「やっぱりアスペルガーだ」って確信した時に「あっ、やった！」と思いましたね。（笑）

パンダ　ああ、そうすると、ある種、光が見えたというか。

カレン　そう。そうですね。

パンダ　結果的にみたら、離婚という言葉を出したカレンさんにしても、それから離婚にどんどん進み始めた伸夫さんも、そこでは愛情が続いてると言えなくもないわけだし、カレンさんはアスペルガーということが希望の光にもなるものであったということは、両方とも離婚ではなくて継続の方へのエネルギーと方向性を潜在的にずっと持ち続けていた、その中での別居なんですね。

伸夫　今思えばそうですね。別居の後の反応も私にしてみたら不可解さ、というのかな。「なんでそこにさばさばして行かないの？」って。じゃあ、「あなたのしたいのは何なの？」って言って、やっと「あ？　離婚したくないの？」っていうところにたどり着くタイミングと、その本を読んだタイミングが一致した…。で、そのドクターは診断しなかったけれども、本で「ああそうなんだ」って。

パンダ　伸夫さんはそこで自分がアスペルガーだということを納得したわけですね。

伸夫　納得したっていうか、そう考えるとつじつまが合う。うまくいかないことも原因の大部分は

　　　　　　　発見‥「感覚がぜんぜん違うんだ！」

伸夫　後ですね。さっきちょっと言ってましたね。このままだったら離婚ですね。

パンダ　先ほど話し合ってみるとお互いの理解がものすごく違うということがわかってきたっていう展開をお話しされましたけれども、それもやっぱりその本の後になるわけですね。

説明つきますよね。相性が悪いとか、どっちかに何か問題があってごちゃごちゃするんじゃなくて、もともとごちゃごちゃしてると。そこのところをわかった上で、特に、本人も自覚して。それまでは、言っちゃえば、「相手の受け取り方が悪い、相手の生育歴に問題があってかわいがられて育った人だから、可愛がられ続けないと生きていけない、というタイプの人だ、困ったもんだな」ぐらいの理解で。それが間違っていたことにやっとその段階で気づいて、それなら全部今までのやり方はあらためましょうと自分が思ったんです。相手が悪いんじゃもちろんないし自分が悪いわけでもないし。さっきちょっと言ってましたね。このままだったら離婚ですね。私は一回口にしたら、取り返しがつかないことってあると思うんです。離婚なんて結婚したての若者が言うんだったら、けんかの中で流れで出てくるかなとも思うんですけど、いい年して一回口にしたら、「離婚ははずみで言ったんです」じゃないでしょう。一回「そうしよう、わかった」ってなったら、もうそのことは決まりと思ってたんですよ。でもそうじゃないんだ、定型の人って相手にそういう言い方で反省を促したり、「わかってよ」っていうのをテクニックとして使ってるんじゃなくて、本当にそんな心情がそういう言い方で現れるんだっていうのを、初めて現実に見て。「うそだろう」と思いました。

カレン　今聞いてて思い出したんですけど以前は私が、「こんなふうに話を持っていくと話しやすい

よね」と言うと、夫は「そういう策略を使うわけね」とよく言ってましたね。(笑) 私は普通にやってることなのに、それを「策略」とか「懐柔策」とかすごくきつい言葉で言われるのがすごくびっくりでもあるし、そういうとられ方をすることに傷つきもして。すごく悪意あるように解釈されて固い漢字言葉で返されると、ものすごいきつい。

パンダ　それは策略じゃないと、だんだん思えるようになられたわけですか、伸夫さんとしては。

伸夫　オブラートに包んだ言い方をしたり、一から全部言わないで、相手に察してもらいたがるというのは、ああ、本当にあるんだなぁ、めんどくさいなあっていうふうに。

パンダ　(笑) そうすると、その本を読まれて、見方がいろいろ変わってこられて、それに基づいて話し合いをするようになられたわけですよね。その中でお互いに、たとえば離婚をめぐる言葉がどれほど違っていたのかということに気がついていかれたわけですよね。

伸夫　はい。

パンダ　その後、じゃもう一度一緒にやり直そうかとなられたのはどんな感じでだったんですか。

伸夫　あっ、それはもう早い。年度替わりが3月に来ますよね。じゃ、いつから戻ろうかという話に、わりとすぐなったよね。

カレン・伸夫　はい。

カレン　うんそうですね。本を読んだのは2月でしたね。それからもういろいろなことを話して「あ

> **パンダ**　そうやってご両親共が一生懸命勉強して理解して楽になったというふうには感じられた？
> **はる菜**　だと思いますね。とくに母の方はやっぱり何か自分の感覚と違う父に対して、すごい冷徹っていうか人の気持ちがわからない人っていう戸惑いが大きかったと思うんで。それがもう、自分と同じ思考回路なのにそれを敢えてしてないっていうんじゃなくて、本当にわからない、そういう感覚ではないんだってわかって、ほっとしたところが大きいんじゃないかなと。

はる菜さんへのインタビュー
聞き手：パンダ

っ、じゃあこういう気持ちで言ってたんだ」とか「あ、こういう受け取り方をしてたんだ」とか「あ、とにかく感覚がお互いぜんぜん違うんだ」って。お互いに「へえー」「ふーん」みたいなやり取りが別居中に週二、三回会う状態の中でしばらく続きましたね。お互いの小さい頃の話なんかもして。そんな中で「こんなに違うんだとわかったんなら、なんとかなるんじゃない？　戻ってきたら？「戻ってきてほしい」っていうふうに言いました。そして「続きは戻ってから話そうよ」と。

パンダ　私の場合は違いがわかった後に、「はあ、このことがこんなふうに伝わっていたんだ」とか、「伝わらなかったんだ」とか、それを知ることで逆にとても傷つくこともしばしばあったんですが…。

カレン　私の方はものすごくあったんですよね。アスペルガーとわかって最初は「ああやったー」とうれしかったんですけど、違いがわかればわかるほど夫と私の間にはとてつもなく大きな溝とか大きな渓谷とかのような、ものすごい隔たりがあるような気がした時期があったんですね。もう伸夫さんが本当に遠いところに行っちゃうという感じ。こんなに違うんだったら、もう本当にまわりに誰もいない、氷の深い孤独の谷に落ちて行くような感じ。

パンダ　ぼくの場合は、自分の理解で何とか問題を解決しようと必死に頑張ったことが実は何の意味もなかった。やってることがぜんぜんズレてたって知った時に、ものすごく落ち込みました。

カレン　そうですね。私が今までやってきたことは何だったの？　一生懸命やってたことを、伸夫さんにはこんなふうにとられてたんだっていう。ショックでしたよね、最初は。

障がい…違いがわかれば対処がわかる

パンダ　逆の立場で、伸夫さんの方は落ち込んだりそういうことありました?

伸夫　落ち込んだことはほとんどなかったと思います。逆にこんなに自分のやってたこと、受け取り方も、相手にどういう影響を与えていたかとか、そういうことがわかってきて、「ああ、なんか気がられすぎてて幼いというか、そういう部分があるんだと勝手に私は思ってたんですけど、そうじゃなくてそれが一般的で。一対一であなたのこういうことが嫌なんだとか、私はこれがつらいんだとかいう話だったらいくらでも話ができるんだけどなぜ一般化するの、というふうに私は当時ずっと思ってたんです。「みんなって誰だよ」って。「私が」っていう主語にしてね、「私たちも話うだめね」と愚痴みたいに言ってる時に、「括らないでね」って。「私が」堪えられないとかなら話の余地がある。だから「私たちって誰のこと?」って。

カレン　わあ、イヤな言い方 (笑)。

伸夫　話になってない、そこにまた腹が立つから変な方向で泥沼にはまるんですね。そのパターンの不毛さがわかってきました。彼女個人の問題なんじゃなくて要するに一般的にそういう言うんだなと。だからそのことをおかしいって責めてもしょうがないって思うようになりましたね。

カレン　以前はけんかするたびに「おかしいのはあなたの方でしょ」とか「治療しなきゃいけないのはあなたの方でしょ」ってずーっと言われ続けてきて。でもそれがアスペルガーとわかった時に、どっちが正しいとか間違っているということではないんだってわかったんです。それで私はやっと

パンダ アスペルガーだというのがわかることで、逆に「だからもう別れるしかないんだ」みたいな形になるということもあり得る。だから何でそうならずに、むしろ逆に「希望だ」というふうに思えたのかが大事なことなんだと思うんですけど。

カレン 違うとわかったらどうして切らなきゃいけないのかが逆にわからないですね。インタビューのところでも話したことですけど、転勤することが多かったのでいろんな地方のいろんな学校に行ったし、違う環境とか違う人とかに慣れてたっていうか。違いがわかって、違う人との違うコミュニケーションの取り方がわかればつながれるっていうのが、私にとっては当たり前の感覚なんです。

パンダ もともと惹かれた原因も、「何だろうこの人？」っていうのがあったわけですからね。（笑）

伸夫 それとやっぱり職業柄っていうのは大きいかな。なんか「障がいがあったら結婚生活は維持できないのか」とか、「なんでそういうふうに思うの？」というのもあるし。障がいのある人は結婚しないし、それが明るみに出たら離婚するものなのかっていっていったら、ぜんぜんそれはおかしいだろうと。まずは、理屈の部分なんですけどね。私たちのケースだったら、けっきょくそのことで謎が解けていくというか。途中までだわからない状態でさんざんけんかしてひどい状態だったんだけど、うまくいかなかった原因がわかったら当然対処できるし、食い違いが生じないように気をつけておけば、別に基本的には悪くないというか。そもそも悪くないから結婚してるわけだし。

カレン （笑）

パンダ　なるほどね。それでは他にもまだお話しいただけることがあれば。

カレン　なぜ離婚に至らなかったかということと関係するんですけど、一つ大きかったのは、娘が留学中だったっていうことですね。はる菜が留学で海外に行っている間に別居もして一挙に離婚まで行きそうだったわけですね。でも6月に娘が帰って来るのがわかっていたから、それまでには何らかの落ち着いた環境と二人そろって迎えられる状態に作りたかったんです。あと、暁のようすもとても気になってました。やっぱりお父さん恋しいんですね、息子は。夫が帰ってくる時には、実際に口にする言葉とは裏腹にやっぱりうれしそうにしているし、別居先に行ってしまうと言葉には出さないけどすごく寂しそうにしてる。そしてそれまでは「お父さん」って言ってたのが、別居してから「あの人」ってなってたんですね。「あの人今日来るの？」とか「あの人、もう向こうに帰ったの？」とか。

パンダ　「あの人」っていう言葉なんですね。

カレン　はい。暁がずっと「あの人」って言って。もう「あの人」っていう言葉が出てくるっていうことは、それほどつらいわけですよね、彼は。自分自身もつらかったけれども、息子のこの状態はよくないなーって。何とかしなきゃいけないって思って。もう本当に思いました。

パンダ　「あの人」っていう言葉は、別居状態が解消された後は、もとに戻りました？

カレン　戻りましたね。すぐにだったかどうかはちょっと定かでないんですけど、今も、伸夫さんが飲み会とか会議で遅いとか、何かでちょっと泊りとかあったりすると、必ず暁が聞くんですよね。「お父さんは？」って。「お父さん、何時頃帰る？」とか「お父さん、今日泊まり？」とかって。あ

の時の後遺症だろうと私は思っているんですけど。いないと不安になるんだと思うんです。でも「あの人」なんていう言葉は一度も出てこないし、やっぱり子どもたちのことは大きかった。

緑の光∵揺るがされぬもの

パンダ あと、カレンさんの緑の体験についてよろしければぜひ。

カレン そうそう、その「緑の体験」というのは鎌倉、五年前の4月の終わりのこと。鎌倉のあるお寺でのことなんです。新緑の季節で、もう本当に緑がいっぱい。緑がいっぱいの中にお寺があるという、そういう光景なんですね。そこで夕方日が暮れていく中でのことだったんですけど、日が沈むにつれてこう、あたりがだんだん暗くなってきますよね。そう、あたりはだんだん暗くなっていくんだけれども、そんな中でふっと何かがこう、光のようなものがピーッと私の胸に差し込んで来た。そんな感じがしたんですね。それで「えっこれは何？」と思って光を感じた方向を見ると、そこでは新緑が光っている。まわりはどんどん暗くなっているのに新緑が光ってるんですよ。それまで私はずっと、葉っぱは太陽の光を反射して光っているものだとばかり思っていたんですけど、その時は「ああこれ、ほんとにこの新緑から光が出ている」ってものすごくびっくりしたんです。なのにその中でも新緑が光ってるということは、その日が落ちてきてまわりは暗くなっている。なのにその中でも新緑が光ってる、そこから光が出ている、というふうにしか思えないんですね。そしてその光がまるでドラマか映画か小説かの一場面のようですけど、ほんとに一条の光として私の胸の中に差し込んできたんです。そこで「わあっ」と思ってまわりを見るとまわりの新緑も全部光ってて。もう

まわり全部を光に囲まれたような感じ。で、もうなんか……、これ話すたびに涙が出そうになるんですけど。ほんとに光を感じて、それが自分の体の中に入ってきたとしかほんとに思えないんですね。そしてその光がだんだんこう、体の隅々に目を追うごとに拡がっていく。新緑の光と私の中の何かが共鳴して、その共鳴した振動が体中に拡がっていくという感じなんです。いったい何が起こっているのか、その時すぐにはわからなかったんですけど、後になってだんだんと「あの光は新緑の命で、その命と私の命が共鳴したんだ。私はあの命の共鳴のようなものを見つけたんだ」と確信するようになった時に、ほんとに自分の中に持っている命、自分の居場所というものがあるんだ」っていう確信。そしてそこから何か自分のようなものが、私の中には常に、命とか自分の居場所とかいうものがあるんだ」っていう確信。そしてそこから何か自分のようなものが、私の中には常に、命とか自分の居場所とかいうものが出てきたんですね。それまでは夫とのけんかの中でもほとんどめげてた。腹も立ちながらいつもめげてたんですね。でもその新緑体験とその後の入院生活の中で、何を言われてもめげない、自分の中にこれを持ってるっていう強さが少しずつですけど出てきたんです。で、夫や夫と私の関係を、ちょっと冷静に観察でもしてみようという気持ちにもなって。もしあの体験がなければ、あの冷静さは、たぶん持てなかったんですよ。

パンダ 前回（座談Ⅰ・108ページ）の話の中で、伸夫さんが多面体みたいな形でカレンさんのことを表現されて、ぼくの言葉かも知れないけど、ちょっと芯がないというのか、その時その時に流されるようなものだったみたいな話があって、「それは鋭いわね」ってカレンさんがおっしゃったと思うんだけど、そういう状態から、自分というものがまわりにそういう形で振り回される、揺るがさ

伸夫 「変わらなきゃいけない」って気づくきっかけになったということかな。中身がないような状態でいろんな顔を演じてたのが、うまくいったり失敗したりして苦しんでたんだけど、そうじゃないんだって考えるきっかけになったっていうことなんでしょうかね。私自身は何回か聞いてて今あらためて本人から全部聞くんですけどピンとは来ないですね。その芯がない状態がわからないから。それ以前がそういう確固たるものが自分の中になくて右往左往してた。そういう状態にその時に気づいて、得た。

カレン たぶん、伸夫さんの側からは本当にわからないと思うんですね。伸夫さんはもともとそういうものを自分の中に持っているから。私、30代半ばの頃に英語を本格的に勉強しに行った時期があるんですけど、その時の先生が私の英語力を試すつもりで、英語で「あなたはなぜご主人と結婚されたんですか」って聞かれたことがあるんですね。私は英語で「私が今の夫と結婚したのは、彼が何ものにも揺るがされない何か、命そのもののような何かを持っているから」と答えたんです。英語で話しててとっさに英語で答えたということは、ほんとに日頃から思ってもなかった言葉ですよね。夫については、「何か絶対揺るがされないものを持ってる」という確信。彼にはそういう「何か」が初めからあったんです。「東山さんは何をしてても東山さん」っていう確信。彼にとってすごく魅力的だったんです。

パンダ なるほどなるほど。以前にお話をお聞きした時、何が魅力かもう一つはっきりしない部分も残っていたんですけど、今のお話はかなりわかる感じがしました。

カレン　伸夫さんの中にある、そういう揺るがないものっていうのを、私は、緑の体験を経てわかるようになったんですよね。自分とか自分の居場所を持つっていうのは、こういうことなんだってわかるんです。そして伸夫さんからしたらものすごくわかるんですよね、芯がない状態というのが、どれぐらいもろいのかというのも、今ふり返ってもものすごくわかるんです。ほんとに中身のない多面体をぐしゃってやればすぐつぶれちゃうじゃないですか。私の場合はそういう多面体の状態を一つひとつ、つぶされたんだと思うんです、あの時期。入院前の伸夫さんとのけんかの中で、最後の最後まで私の思いを否定されて、ちょっとだけ残ってたのも最後につぶされてしまった。で、最後の最後でつぶれてしまった時に、その少し前に体験していた新緑体験で得たものがすーっと何かこう、チューリップとか何か植物の芽のように伸びてきた…、そんなふうに私は感じています。自分の軸のようなものの芽が出てきて伸びてきて、夫と対等にやれるようになったかなと。軸がない状態でどんなにやり合っても、だめだったんだと思います。きっと。

パンダ　その多面体を一つずつつぶされたって、いつ頃のことですか。

伸夫　時期はいろいろですけど、多面体がつぶれ始めたのは過労で倒れた年だと思うんですね。

カレン　まず、だから、職業人としてつぶれた。

伸夫　過労に至るまでには私があっちこっちで多面体の顔をして頑張り続けた、その結果つぶれた部分も大きいと思いますよね。外で優等生の顔をしているし家でも頑張ってたし。やっぱり大きな比重を占めていた職場の部分からつぶれたんだと、まずそこでぐしゃっときて。そこがつぶれると他を支えるものがなくなってきて、だんだんと。で、連鎖的につぶれてきたんじゃないかなと。

パンダ　伸夫さんが多面体を問題点として、あえてつぶそうとしたところはありますか。

伸夫　職業人としていったん休みに入りまして、かなり長い間休んだんだけど、その間に病院に行ったりとかしてたから、気づいてくれたらいい方向にいくなというふうには思ってました。意図して刺激するというようなことは、優しくも言ったし、ひどくけんかしたりしてる中でそのことについてグサッと切り込むということはしてました。

パンダ　だから厳しい言葉で伸夫さんとしては多面体をつぶそうとした部分もあったかも。

伸夫　荒療治とは思ってました。

パンダ　なるほどね。そういう過程も含めて、「緑の体験」というのは、そうじゃない自分というものの、芯というのか、核というのか、それがつくられた体験であったわけですね。

カレン　そうですね。なんか理屈じゃなく。頭で考えて得られるものではなかった。なんかすーっと、ほんとに、自分の中にすーっと一条の光が入ってきて、それが自分の中に芯となり、そこからまた伸びていくというような感じですね。

パンダ　それは、新しいものですか、それとももともとあったんですか。

カレン　ああ、たぶんもともとあったんだと思います。あったけどもいろいろな体験の中で、知識とか知恵とか、社会的な規範とか価値観とか、鎧のように身につけていくものってありますよね。私の中で、光が瀕死の状態。それに厚く覆われてしまっていて隠れてしまっていたんだと思います。子どもの頃にほんとにきらきら持ってたものが、埋もれてしまってたんだろうと思います。だから、つぶされてきて…。別の見方をすればそういう社会を生きてくる中で身につけてしまった鎧とかガチ

143　5章　座談Ⅱ

ガチの価値観とか、そういうものが崩れ去ったところだったから、他の命と共鳴するっていうことも起こって、という気がしますね。たぶん頭で考えているとか、知識とか知恵とかそういうものに偏っている時期であれば、きっと感じなかった光だと思いますね。

パンダ　そうすると、壮絶なプロセスであったっていうことがあるにしても、成長する中で隠されてしまっていた、真に自分の中に持っていた命みたいなものを、もう一度復活させるきっかけか力か、それに伸夫さんという存在が関わっていたと見ることもできるんでしょうか。

カレン　大きかったと思います。だから、あのまま本当につぶれてしまっていたら、ぜんぜん別のものになっていたんでしょうけども。でも、ほんとに、意図せずですよね。夫の言う荒療治でもあったし、玉砕もしましたけど。結果的にはそれがよかったと思います。

パンダ　今になって言えることで、その、当時はとうてい言えないことでしょうけれども。

カレン　はい、本当に。今だからこそ言えることで、当時はとてもとても。

パンダ　結婚への急展開というのも、そのへんに関わることを感じ取っていらしたのかも。

カレン　そうですね。きっと。ほんとに頭で考えて、という次元ではなかったんじゃないかなと。

パンダ　伸夫さんがカレンさんと結婚した必然性は、何だったのでしょうか。

伸　夫　自分を知ることができた。長くつきあってきて、一つひとつのことをさらっと流さないというか、彼女がある種諦めの悪い人なので。私は人間関係も含めてあまり拡げすぎず、自分にとって

違い：惹かれ合う苦しみ

不可解なものは自分の身のまわりに置かないというふうにしてきたんですが、そうじゃない生き方をしてる人。そういう人がいるということを身をもって知ることができたから、よかったなと。

パンダ ちょっと矛盾してるように聞こえるのは、そういう生き方をしているカレンさんは、不可解なものだから、自分の身のまわりには置かないというふうにはならなかったですか。

伸夫 だからずっと不可解だったんです。ちょっと違ったのかなと、思ってたんですか。生活そのものに対して。それでも、そういうものだと思って我慢してたんです。

パンダ 要するに結婚というのは、そんなに絵に描いたような幸せな生活であるわけはないんだからそこは我慢しようとか、先におっしゃってたのはその話ですか。

伸夫 そうです。さらにヘビーなレベルまで行ってしまって別居もして、アスペルガーということがあって家に戻る、そして今日に至るっていう経緯があった。それが必然性でしょうか。

パンダ カレンさんの場合にしても伸夫さんに最初に出会って、あれ、「何この人?」っていうふうに不思議に思った段階から、プロポーズを受けて一瞬にして断らずに受け入れたところあたりっていうのは、自分にないものを何かを感じてらっしゃったのではないか。だからそこがもうある種の必然ということかなという気はすごくしたんですけども。あまりそういう感じはなかったですか。とりあえずお菓子をもらっちゃったから、これはもう逃げられないと。(笑)

伸夫 やっぱりそういうことなんだな、と。年が明けて1月の3日、自分から会おうって言い出して、その時にはそういうことを言おうとは思っているんですよね。だから断られるとかいうふうに

145　5章　座談Ⅱ

パンダ　断られることを考えなかったですか。

伸夫　いやぜんぜん考えてない。もうそうなるんだろうと思ってたから。その段階では他のカップルみたいにドラマチックにデートとか、印象に残るイベントとかしてないので、今日がそうなんだろうなって思っていたんですね。だから、印象に残るイベントにどうこうっていうほどの、それこそ策略はないんだけど。できるだけすっきりした形で、かつ印象には残るように。うまくいくだろうなと思ってたし、いくといいなと思ってたという感じでしょうか。

パンダ　その確信はいったいなんなのかってすごい驚きですね。

伸夫　ドラマとか小説とかで、ありますよね。うまくいってるカップルが、いざそのプロポーズするシーンっていうのかな。今日はそうなんだなと思って行ってるわけ。

パンダ　でも、プロポーズしても断られるシーンもあるじゃないですか。(笑)

伸夫　私はああいうのってそれこそドラマだろうと思ってて。現実の結婚するカップルで、プロポーズして断るとかいうことはなんか変だなと思うんですね。断られたらどうしようとか、そんなことはぜんぜん思わなかったですね。

パンダ　ということはもうこれは決まったこと、ある種の運命だと感じてらしたわけですね。

伸夫　やっぱり一組一組のカップルに他とは違う唯一のものってあると思うんですよね。私たちの場合だったら、私の誕生日に彼女が家に来てくれたこととか、それから暮れにスキー場で別れる時のこととか、私の考える「普通」ですけど、普通考えたら、これで、「いやぁ」とか、「そんなこと

カレン　強気すぎる。（笑）

伸夫　私は彼女はそういう駆け引きをする人じゃないと思ってたし、今も思ってるし。

パンダ　ということは、その2ステップで、もう決まりだったわけですね。お菓子と、そのスキー場の「電話して」っていうのと。あとはもう最後のゴールに着地という三段跳びで。

伸夫　私としては跳んでる感じはぜんぜんないんですね。

パンダ　（笑）なるほど、そうですか。とってもよくわかんないような。

カレン　私もそう思う。あいだ跳びすぎでしょう。（笑）ねえ。今あらためて聞いてみるとこっちがわからなかったはずですよね、あの時。この人はいったい私のことをどう思ってるんだろうって。

パンダ　それにしても断る理由もなくてすぐに「はい」と言うところがまたすごいですね。

カレン　そうですね、なんか私の方には細かい振動の部分があるけれども、伸夫さんにはない。でも要所要所でぴたっと来てた感じですよね。いま話をしながら思うことですけど。

パンダ　じゃ、肝心のところはしっかり三回おさえたということにしておきましょう。

カレン　そうですね。（笑）結婚するって決めてうちの両親に伸夫さんを初めて紹介した時、母から伸夫さんに対して質問があったんですよね。「東山さんは、うちのカレンの、どこがよくて結婚したいと思ったの？」って。それに対して、伸夫さんが答えたことが、「うーん、自分とは違う世界を持ってることかね」って。

パンダ　やっぱりそういうのがあったわけね。お二人とも、その意味では同じだったわけですね。

伸夫 そうですね。

パンダ お互いに自分とは本当に違う世界を持っている、そこのところは、惹かれ合う一つの大きなポイントだった。けっきょくそこの惹かれ合うポイントっていうのが、逆にまたその後に苦しみを生むポイントにもなったんでしょうけれど。

6章
座談 Ⅲ
理解を深め、ズレを調整してきたが、まだ残る難しい問題

かつて絶望の淵に立たされた二人が、今ではアスペルガーと定型のズレから来る問題は「基本的に乗り越えた」と感じられるまでに変われられた。そのことはお子さんが「ほんとに家が一番落ちつく」と言われるようになったことによく現われていると思えます。アスペルガー・定型夫婦の一つの形が、ここに確かにありました。

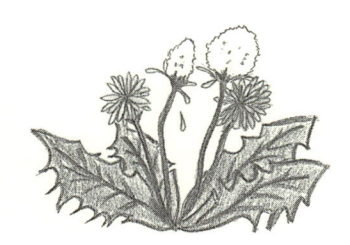

悩み：夫婦で成り立っても第三者と成り立たないこと

パンダ 今回の話のために、お二人にアスペルガーと定型のズレを知ってから乗り越えてきた困難について あらかじめメモしておいてもらいました。伸夫さんからどんなことがあり、何がむずかしかったか、どんな工夫をして乗り越えてきたかをお話しいただけますか。まず「カレンさんが他人の思惑を気にする、それが理解できなかった」と書かれているところ、ここをもうちょっと。

伸夫 今ではそれが定型の人の一般的な発想なんだろうなってわかるつもりなんですけど、彼女自身や夫である私の行動について、その相手が去った後に「あの人こんなふうに感じてた」とか言うわけです。「それ聞いたの？」「そういうことを述べたの？」って私が聞くわけですよ。すると彼女は「それは聞かなくてもわかる」と答える。謎でしたね。「あの人がそういうふうに感じていたように私は思っている」ということなら私もわかる。そんなやりとりが日常茶飯でしたね。

パンダ たとえば遊びに来ていた友だちが帰った後、「あの人ってこんなふうに感じてたよね」ってカレンさんが言う。「でもなんであなた、あの人じゃないのにわかるの？」って伸夫さんは思うというい話ですよね。それが伸夫さんにとって非常に心外であったり傷ついたりということもあるんですか。

伸夫 ほとんどそうです。私が心ならずも相手に不愉快な思いをさせてしまったっていうふうに自分で感じる時は、彼女から「そうだった」と言われても「ああやっぱり」って納得する。だけど自分がこれっぽっちもそう思ってない時に、そういうふうに言われても正に心外だし。

パンダ あの人こんなふうに感じ取ったと言われる中身は、伸夫さんには心外なものが多いわけです

伸夫　あと、そういうことを前提に自分の言動を抑制する、自己規制するのって意味がよくわからないんですね。相手との間がぎくしゃくしたりけんかしても、「その後また話せばいいじゃん」と思ってるから、私なりの自己規制とかはあるにせよ、そのことを私以外の人から強制されるものでもないと思うし、壊したらその後修復すればいい。修復できないのであればそれまでのことだと思うんです。だから理由もないのにブレーキをかけるのもなんか違うなと思う。

パンダ　進む前にブレーキをかけるのも違うし、またそこで、自分のことなのに口出しをされること自体も心外っていう部分があるわけですか。

伸夫　ありますね。ただしその後、彼女の言う夫婦というカップルとしてのありようっていうものがある。というのもこの頃は私もだいぶ理解してきたんですね。両方がその場にいなくても、夫婦としての存在っていうのを考えずに、行動するのは違うだろうっていう話。教わったというか、最近はわかった部分が多くて、考えるように努力してます。

パンダ　それでも、しばらく前にその話をカレンさんからされたとしたら、まだその話を納得できない時期もあったんじゃないかと思うんですけど、それを納得できるようになったきっかけって、何かありますか。

伸夫　具体的にこれっていうのはないんですけど、まあいろいろ話してる中でじわじわっとわかってきた。意図するところが理解できつつあるということでしょうか。

パンダ　そのへんの変化について、カレンさんの方は何か実感されるようなことありますか。

カレン ありますね。まだアスペルガーについて共有する前はもちろん対人関係の中で困ることがけっこう多かったんです。そしてアスペルガーということに気づいたからといってすぐに変われるわけではないので、第三者と伸夫さんとの間に立って私が気まずい思いをすることは、けっこう多かったんですよ。家族と伸夫さんとの間だったり、家族以外の人たちと伸夫さんとの間であったり。それで、しょっちゅう揉めてましたね。大げんかに発展して必要最低限の事務的なことしか話さない、なんていう状態が長く続いたこともあった。そのくらいやっぱり悩みごとのタネになってるわけですよね。それで、夫に私の側の友人を会わせる時は、突然ではなく、あらかじめ夫にそのことを知らせておくとか、夫婦間でのルールなんかも考えたりしたんです。でもそういうルールなんかを考える一方で、結婚という枠は伸夫さんにとってはきついことが多いのかなってすごく考えた時期もあるんです。「伸夫さんのことを思えば離婚したほうがいいかな」って。

パンダ それは、手紙で離婚のやりとりをした時期（二〇〇八年）ではなくてですか。

カレン 去年（二〇一一年）の夏ぐらい。本やブログでいろんなアスペルガーの方の考え方や感覚を知るにつれて、だんだん伸夫さんの感覚もその方たちを通してわかる部分も多かったわけですね。そうなってくると結婚っていう枠の中にはめてしまうと、私にとっては自然なことでも、それを彼に要求してしまうと彼はしんどいんじゃないかな、とか思ったりして。で、伸夫さんに私聞いたことがあるんです。「伸夫さんのためには離婚した方がいいのかな、なんていうにさっきお話したような理由の他に「結婚している中で得られる最大限の自由っていうのを享受した方がいいかなと私は思ってるけど」というようなことも付け加え

て。伸夫さんに聞いたところ、「あ、離婚は考えてない。今の結婚生活の方が絶対いい」と。それに続けて「けど、そこまで考えてくれてありがとう」って言ってくれたんですよ。

パンダ 同じ離婚といっても、前の手紙のやりとりの時の離婚の話とはまったく違いますね！

カレン・伸夫 ぜんぜん違いますね。

カレン で、結婚生活を続けるということであれば夫婦というユニットの中で、自分もそうだけども特に伸夫さんのようなタイプの人には自由、一人になれる時間とか空間とか、そういうものをできるだけ提供してあげたいとは思ってるんです。けど二人の中ではそうしつつも、やっぱり夫婦として対外的にやっていかなきゃいけないところっていろいろありますよね。今までも曲がりなりにはやってきているんだけど、この先、たとえば子どもたちが自立していくにあたっても、夫婦として両親としてっていうところも出てくるでしょうし。やっぱり社会の中でやっていく上で、ユニットとして考えなきゃいけないんじゃないかってっていうことです。

伸夫 ユニットになるというのは、社会的にもそういう単位が意味をもつっていうことですね。本意じゃないとか言い過ぎてる感じ…

パンダ それを踏まえて、そのように行動するっていうこと。

伸夫 そうですね。「振る舞う」っていうのに近い気もするけど、それが比較的自然にできるようになった？

パンダ それが無意識にできるようになるかどうかはわからないんですけど、そういうふうになると、よりいい状態なのかなと思います。今がよくないという意味ではなく。

パンダ そういうふうになったのは、何年ぐらい前ですかね。

伸夫・カレン　ほんの、ここ数ヶ月のことです。
パンダ　じゃそれまではやっぱりそこのところで、ずっとぶつかり続けてきたわけですか。
伸夫　そうですね。ぶつかり方が上手になって、ひどくけんかしたりはぜんぜんしてないですけど。

謎：ぶれる定型、ぶれないアスペルガー

パンダ　ではもう一つ、「幸不幸をカレンさんが他人のせいにすることが理解できなかった」って伸夫さんが書かれてるんですけれども、ここをもう少し具体的に説明いただけますか。
伸夫　仕事に絡んでの部分が多いかな。仕事に対する身の入れようが違う。幸せっていうのかな。仕事の上で高い評価を受けることが彼女にはある種原動力だったと思うんです。そうすると肉体的にも精神的にも疲れてオーバーワークから体調を崩し、仕事を休みっていうことになる。そうするとそれまでの原動力、幸せを感じる源だった部分がないわけで、さらに労力を注ぐ。傍で見ている私としては休んでいる間に考え方が変わらないと、そうすると仕事に戻ったとしても同じことの繰り返しなんじゃないかなと思ってました。
パンダ　他人のせいにするっていうのは、どういう意味ですか。
伸夫　仕事の上で彼女の仕事ぶりとか評価に対してねたむ人とか、足を引っ張る人っていうのが必ずいるんですね。足を引っ張られる部分が強くなると、うまくいってて良いという部分より、そっちの方が勝る時があるんです。そうすると、彼女はとても不幸なんです。
パンダ　それを伸夫さんから見て、他人のせいにするのはおかしいというふうに感じられたわけです

伸夫 ね。別の言葉で言うと自分の問題じゃないかっていうことになるんですか。

はい。他人が高く評価してくれようがくれまいが、ねたむ人がおろうがおるまいが、「自分は自分じゃん」って思うんです。そう思ってれば別に高く評価されなくても、ねたまれても関係なく生きられるのになーって。なんか振れ幅が広いっていうか、損をしてるなーって思ってました。

パンダ そこのところに関して、伸夫さんの方がカレンさんから傷つけられたとかつらい思いをさせられたとか、そういう思い出もあるんですか。

伸夫 つらい思いっていうよりは、それこそさっきの話と矛盾するかもしれないけど、その当時だってユニットだったわけですよね。だからすぐ横で右往左往されるとなんかねぇ。気が休まらないっていうのとも違うけど、一番ひどい言い方をすれば、迷惑です。そのことは当時も10年前も15年前も話してたんですけど、それがなんかもう一歩話がかみ合ってなかったっていう感じですかね。あとはほんとに周囲に惑わされないでほしい。「もうちょっと落ち着いて!」っていう感じですかね。仕事もしてるし家庭生活も営んでるわけだから、「もうちょっと地に足の着いた、落ち着いた生活をしたらいいんじゃないの」って思ってましたね。

カレン 「休まらない人だねー」ってしょっちゅう言われてましたね。しょっちゅう言われてた。

パンダ それは伸夫さんにはある種の心理的な負担ではあったわけですか。

伸夫 そういうふうに言えばそうです。そして、いつも彼女は気を張ってて休まる時がないもんだから、リラックスする時っていったら、やっぱり酒を飲んでる時が多かったんですね。だから「あ、調子よく飲んでるな」と思った時に、ある瞬間突然スイッチが入った形になって、いい時はすごく

伸夫　あ、「結婚しなければよかった」みたいな方向に行くこともしばしばあって。

パンダ　「制度」っていうのは？

伸夫　夫婦であることとか同じように公務員として働いてて、給料もほとんど同じですよね。でも社会通念的に女性の方、炊事とか育児の部分とかを担わなきゃいけない。圧倒的に私の方が体力はあるから、ある程度家事を分担してやってても肉体的にはまったく負担がないように彼女には感じられる。自分はいっぱいいっぱいやっているから、肉体的にも時間的にもとてもきつい、と彼女はいっぱいいっぱいやっていると彼女は思っている。そして世間からは夫はほめられるんですよね。育児に協力的で、模範的ぐらいの勢いで賞揚されるわけです。それは裏返しに、「いいご主人で、奥さんいいわね」と嘆くわけです。そりゃそう言う人たちは確かに何もわかってないんだけど、「その人たちに対してそんなこと言ったってしょうがないじゃん」とちょっと強く言ったりすると彼女すごく怒って、楽しく酒を飲んで仕事への野心を有頂天になって仕事についての野望を語るんですよ。そしてそれが「もし結婚してなかったら、もっとこんなこともできたのにな」みたいなことを言い始めちゃうと、ブレーキがかからなくなって、っていう状況もあったし。悪い状態の時だったら時間が足りないから思ってるほど仕事ができていない、「結婚しなければよかった」っていう方向に行くこともしばしばあって。ずいぶん前だとまだ彼女にも遠慮があったんでしょうね、夫に対するの不満とかは言ってました。いずれにしても結婚生活そのものというか、結婚したこと、その制度について不満というよりは、制度ということに対する不満。たぶんまだブレーキがかかってたんでしょうね。

パンダ　そこを聞いてよくわかんなくなったんだけど、いわゆるアスペルガーと定型のズレっていうところに絡んでくる感じなんでしょうか。それとも一般的に夫婦の中ではありがちな話でしょうか。

伸夫　私は後者だと思ってます。

カレン　そうですね、その時期のことに関していうと一般的な夫婦、共働きの夫婦にありがちなんじゃないかなっていう気がしますよね。

パンダ　そうすると、それの乗り越え方みたいなのも、それほど何か特別なことではなくて、一般的な夫婦の乗り越え方みたいな感じだったんでしょうか。

カレン　だと思います。そうじゃなくなってきたっていうのが、私が体調を崩して以降ということですね。まあそんな時も、きついなと思いながらも普通に働けてるうちはアスペルガーと定型とかいう問題は絡んでなかった。ほんとはあったんでしょうけど表面化してなかったということかな。だたとえばまわりの評価にいちいちほんとに一喜一憂していたっていうところはありますね。

パンダ　ただ伸夫さんの方がそういうまわりの評価に振り回されるようなところは少ないっていうのは、アスペルガー的な、ある種の独立性みたいなものね、そこが影響してる可能性はある。

カレン　あ、それはあると思います。これほどぶれないというか、「人の言ってることなんか気にしなくていいじゃん」て、そこまで言える人っていうのは私はこの人ぐらいしか知らないですね。だから逆に妻が、彼女が変わってるというかぐらいの勢いで

伸夫　私はみんながそうだって思ってたんですよ。そのことを教えてやろうぐらいの勢いにしすぎてるからつらいんだとずっと思ってたんですね。

パンダ　そこがそうじゃなくなってというのは、いつ頃になりますか。

伸夫　ここ数年。アスペルガーって話が出てきて、自分のことを振り返りつつ本読んだり、ブログで当事者が書いてる、あるいはその配偶者のひどいめにあってる姿というのを見ると、まあ思い当たるふしがたくさんあって。それからですね。

パンダ　やっぱりそのへんは本とかブログとかいうのは、すごく意味を持ってきたわけですね。

伸夫　ほんとにそうです。

ショック‥「あなたさえいなければ…」

パンダ　そうしましたら次にカレンさんの方にお伺いしたいんですけれども、「別に、いてもいなくても、どっちでもいい」っていう発言がある時にあって、それがとてもショックだったっていう話なんですけれども、ちょっとお話いただけますか。

カレン　あの一言のことを、どれだけあちこちに書いてきたことか。（笑）自分の日記だったりブログだったり…。なんかもう書いても書いても消化しきれなかったんでしょうね。伸夫さん本人にも何回か話してるんですけど。あの一言っていうのは七年前（二〇〇五年）、私が、ある大きな病院に入院してた時のことなんですね。入院してある治療を受けたんですけど、もうまったく治療効果が出なかったんですよ。じゃ治療の方法を変えてみようということになって、次のその治療に移る前に二泊三日で外泊という形で、私いったん家に帰って来たんです。でも最初の一か月半の間動く

範囲も制限された状態で病院内にしかいなかったから、うちに帰ってくる途中でもう熱を出してしまったんですね。家に帰って来た時にはぐったりでほとんど寝込んでた。

そして「ああ家の中で私、ぜんぜん役に立たない。熱は出るし頭痛いし、子どもたちのことも何もできないし」「そんなことを思いながら私、伸夫さんに尋ねたんです。「こんなんでも、私いた方がいいかな」「いないよりは家に帰ってきた方がいいかな、こんなんで」って。その時の伸夫さんの答えがあの一言。「いや、別に、いてもいなくても、どっちでもいい。別にどっちでも関係ない」というキッパリした口調での一言だったんです。そこで生きる気力が一挙に落ちました。私がいないことで子どもたちはほんとにつらい思いをしてる、けど「ああ、この人にとって私はいてもいなくてもどっちでもいいんだ」って。その一言が自分の中で呪縛のようなものにもなっていった。今は伸夫さんはそういうつもりで言ったんじゃないってわかるんですけど、当時としてはわかりませんよね、ぜんぜん。子どもたちには「もう一回入院して元気になって帰るからね」と約束もしたし、とにかく子どもたちのために頑張ろう、って思いました。でもやっぱり伸夫さんにとっては私は別にいなくてもいい存在で、実際私が入院してても家庭生活が回っているなら、私が生きてる意味ないんじゃないかって、すごく思って。あの時夫が「帰ってきて欲しい」とか言ってくれたら、後の入院生活やその後のこともぜんぜん違ってた。崖の下から伸ばした手をぐっと握ってもらって引き上げて欲しかったんですけど、逆にその手を一気に崖から引きはがされて、一挙に落ちて行った感じですよね、当時としては。

パンダ　そういうふうな衝撃を受けてあちこちにいろいろ書いたりとか発言したりされてたっていう

のは、どのくらい続いたんですか。

カレン　うーん。四年ぐらい(二〇〇五年七月〜二〇〇九年十月)。アスペルガーのことがわかってからもやっぱり「夫にとっては、私はいてもいなくてもいいんじゃないか」って思う時期がけっこうあったので。わかったのが三年前(二〇〇九年)の2月頃なんですけど、その年の7月にも私にしてみたら完全に私の存在を否定されたとしか思えないことを夫が言ったんですよね。それこそまわりの人の気持ちを伸夫さんに私が伝えた時のことなんですけど。「あの人ちょっと困ってたよ」とか。すると夫の方は「俺に言われても困る」「そういうことを伝えるあなたの存在さえなければ、俺には困ったことは何もない」って。それからまた新たに私はかなり落ち込んだというような気持ちについても、まだ本当には解決していない時にそういうことを言われて。アスペルガーだとわかって、「あっ、なんか工夫ができる!」と思ってやっていくんだけども、途中そういうこともあって、まずずっと一挙に底まで落ちてしまう感じ。「あなたの存在さえなければ」と言われたのはもうすごくきつかったですね。ものすごいショック。仕事は一度も休まなそこからの三ヶ月間、ずーっと胸に氷の塊を抱いているような感じですよね。かったし、家でも踏ん張ってましたけど。でも、10月の下旬、二回かな、夜中、意識がもうろうとなっている時に、体だけが生き霊のように伸夫さんのところに行って、私はこんなに寂しいとか辛いとか延々と2時間ぐらい話したらしいんですけど。私としてはその時には意識はないし、翌日伸夫さんから言われてもほとんど覚えてなかったんですけど、私も「あ、なんかやっぱり私、いた方がいいんだ」と呼んでますが。それ以降伸夫さんの対応が変わってなかったし、二人の間では「生き霊事件」

伸夫　意識が飛んで、彼女の本音の部分がさらけ出されたっていうんでしょうか。彼女がふだんどれほどがまんしているか、その時に初めてよくわかった。私に対して「求めていること」があるからで、けっして「非難」しているわけではないということがわかったという感じです。

パンダ　なるほどね。そうすると、先ほどの「いてもいなくても、どっちでもいい」という発言は、ぼくは最初に定型的にびっくりして読んだわけですよね。だけどその時にすぐにパートナーに話を聞いたら彼女が「それはこういう意味じゃない？」っていうふうに解説してくれて、「ああ、そういうこともあるのか」と思ってその衝撃をやわらげたんですけれども。そこのところの真意と言いますか、定型的に理解するのではなくて、アスペルガーの人はどういうつもりでこういう言い方をするのか、伸夫さんがどういう気持ちでこういう言葉を言ったのかについては、いつ頃どんな形で理解されたんですか。その中身も含めてちょっと教えていただきたいんですけど。

カレン　いつなのかはっきりわからないんですけど、さっきの大きく変わったっていう10月の後ですね。私なりに解釈してる内容としては、私が家にいてもベッドに寝てたりぐあいが悪いと言ったりすれば「あ、カレンさんは家事できないんだな」と思って自分がする。で、入院してるならしてで物理的にいないから「自分しかない」と思って自分がする。だから、「どっちにしても、するべきことはするし、カレンさんら家のことは自分がするよ」っていうこと。「どっちにしても、必要なんがいてもいなくても、別にどっちでもいい」という意味で言ってた、と今は思ってます。

伸夫　それともう一つは質問すること自体がよくわからないっていうか、その時の私の解釈としてはけっきょくメロドラマですよね。

パンダ・カレン　（笑）

伸夫　「いや、きみには帰ってきて欲しいんだ」とか、そういうことは言って欲しくて言ってるわけですよね。「なんでそういううくさい話になるわけ？」って。そんなことは交際してるカップルとか恋人どうしで、その一方がちょっと病気になった、そういうシチュエーションならありかなと思うけど。

カレン　なってたじゃん、病気。

伸夫　結婚して子どもがいる状態じゃん。元気でいるのがベストとしてその質問の意味を私なりに解釈して、メロドラマがほしいんだろうという部分と、そんなこと聞いてもしょうがないじゃんっていう部分があって。けっこうばかばかしいなって思ったんですよ。そういう質問自体がナンセンスって感じなのが一つと、せっかく治療の途中なのに治療中断して帰宅したとしてもなんにもメリットはないと思うんですよ。帰った方がいいんだとかいっさい思い煩わずに治療に専念すればいいじゃん。よけいなこと考えるからが治療効果が上がらないんじゃないの、と思ったのが一つですね。さっきのセリフ、私としてはそれが彼女の、ある種生き死にに関わるようなことっとは当時まったく思わなかった。まあ今は彼女だけじゃなくて定型というか、一般的にそこは「女の人は」って言った方がいいのかな、そういう状況ではそういうセリフを言うし、ある種の答えを求めてるんだって今でも思いうのはわからなくはないんだけど、そんな絵に描いたようにする必要ないでしょうって

います。

パンダ　定型の男性でも言う場合があるかもしれないですね。

伸夫　なんか、くさいって思う。

パンダ　（笑）なるほどね。今もし同じようなことを言われたとしたら、なんと答えられます？

伸夫　一番誠実な答えとしては「そういう質問はないと思います」になる。自分たち夫婦じゃなかったら、今度は相手の意をくんで、歯の浮くようなセリフをとても上手に言うと思う。「別に、いてもいなくても、どっちでもいい」って言われると、定型の、とりわけ女性はそうかもしれないけど、ものすごく傷つくだろうということについては、知識的には今は理解はされた感じですね。だけど今でもそれはくさい話だというふうに、実感としては思われるんだ。

パンダ　なるほど。

伸夫　そうです。その通り。

パンダ　なるほどね。この問題っていうのは、解決したんでしょうか、カレンさん。

カレン　うぅーん。いやぁ、うーん、どうなんでしょうね。（笑）

パンダ　でも少なくとも、その「いてもいなくても、どっちでもいい」っていう言葉は、定型的に理解した中身とは違う意味で、別にいらない存在なんだと言ってるわけではないんだっていうところは、わかってきてる。で、別の意味で、必要とされてるとは思われてるわけですよね。

カレン　そうですね。

パンダ　だからその意味では克服してきているとは言えるかもしれない。

163　6章　座談Ⅲ

カレン　そうですね。私の感覚とは違うけれども伸夫さんの感覚での必要なんだろうなっていう感じですかね。

子育て…「なんで泣く必要があるわけ？」

パンダ　あと、「子どもへの接し方について違和感や腹立ちが生じた」ということをカレンさんが書いてらっしゃるんですけど、これはわりに多くのアスペルガーと定型の夫婦に共通して体験されることの一つかなと思うので、ちょっとお伺いしたいなと思います。

カレン　今でこそ、もう大きくなって子どもたちは自分の思いとか考えを、きちんと言葉にできますからずいぶん変わってきてるんですけども、子どもたちが小さいころ、上の子が生まれた二、三日後から下の子が中学校の頃までは、もう…。まあ、今でもたまにないことはないんですけど。子どもたちの言語化しない思いとか感覚とかが伸夫さんには伝わってないな、っていうところが私から見たらとてもたくさんあるんですね。全部お話ししようと思ったら20年ぐらいかかりそうなんですけど。(笑)　たとえば、「パパ」っていう一言でも、子どもは声のトーンとか表情とか体の動きとかで「パパ、痛い」とか「パパ、待って」とか「パパ、見て」とか、いろいろ訴えてる。なのに伸夫さんは、「『パパ』って言ったのはわかった。で、あなたは何をしたいわけ？」とか「私に何をして欲しいわけ？」とか言ってるんです。そこで私はびっくりしたり腹を立てたりしながら「こんなに子どもが訴えてるのに、なんでわからないの！」って。そうすると夫が「本人は何も言ってないのに、なんでそれがあなたにはわかるわけ？」っていうふうに。で、けんかになったり。あと、子ど

パンダ　（笑）

カレン　だからその「なんで泣く必要があるんだ、それどういう意味？」って。で、私はそこで激怒したんですね。夫に激怒しながらも「よしよし、眠たいね」って、子どもをだっこしたりするじゃないですか。眠たいなら寝ればいいじゃないかって。そしたら、夫は「そういうことに俺は意味を感じない」「それをして何になるわけ？　眠たいなら寝ればいいじゃないか」って言う。そこでよけい子どもが泣いちゃったり。そのたぐいのことはとても多かったですね。ほんとに一事が万事で。アスペルガーと定型という違いがわかるまで、そういう子どもへの対応をめぐってのけんかがとても多かったです。

パンダ　伸夫さんには眠たくて泣いてる時にだっこしてあげることはどう見えましたか。

伸　夫　当時は不可解っていうか。あれこれ言ってる、もしかしたらおなかがすいてるかもしれない。なぜ泣いてるのかっていうのを探るためにいくつかやるとかっていうのはありかなと思うんですね。ところがカレンさんは「この状態はこうでしょう」っていうふうに、確信をもって接するわけです。そしてそれが正しいか正しくないかっていう、そういう話をしてるのかなと思って。たまたまぴったり当たった時もあるだろうし、正しい正しくないという言い方であれば、正しいこともあるんだろうけど、「だからなんなの？」っていう話かな。

パンダ　当然はずれることもあると。

伸　夫　そう。それに「パパ」って呼ばれたから前に行って応えてて、それのどこに問題があるのっ

パンダ　本人がなぜ泣いてるかは確定的にはわからないわけだから、それを決めつけたようなやり方でだっこしているということは、理屈に合わないじゃないかと。それに対するある種の不信感になるんですかね？　なんなんでしょう。

伸夫　不信感というか、やっぱり不可解だな。

パンダ　それはなんか怒りを呼ぶようなものなんですか。

伸夫　それで彼女があるべき振る舞いを夫がしていないということで怒ったりしてますよね。それがわからないというか、何をそんなに不機嫌になってるのという感じですかね、今思えば。その時の自分の気持ち、自分の反応っていうのはよくわからないですね。思い出すのがむずかしい。彼女にとって、何十年たっても忘れられないものであるっていうことがちょっとピンとこない。

パンダ　カレンさんの記憶では、そこからけんかになってしまったこともあったわけですね。

カレン　もうほんとに毎日のようにありましたね。でも仕事で忙しくてけんかする時間もなくて「なんで!?」っていう気持ちを飲み込んだまま日々過ぎていったことも。

パンダ　子育ての考え方という部分でお互いにぶつかり合ったことってありますか。

カレン　あります、あります。どんなにけんかしても、その後よくよく話してみるとけっきょくは同じように子どものことをすごく思ってるんだっていうとこに最後はいつも行き着くんですけど、途中で大きくズレて、ぶつかり合ったっていうのがものすごくあるんですよね。伸夫さんの方は子どもへの接し方について「子どもがどんなに小さくてもするべきことはするべき。させることはさせ

るべき」っていうふうによく言ってたんですね。でも私の方は「子どもの年齢や成長ぐあいとかを考えて」と思ってたし、今でも思ってます。伸夫さんは良くも悪くも自立していく方向に持って行く。高校生ぐらいになると伸夫さんのやり方って社会人として自立させる準備段階として、とてもいいことをいろいろしてると思うんです。でもそれを保育園とか小学校低学年の子どもに対して、高校生に対するのと同じようにやっちゃうのは違うんじゃないの、って。

パンダ　最終的には伸夫さんも子どものために思ってやってるんだっていうところに行き着いたとしても、いずれにしてもやり方が違う。で、具体的な子どもを育てているその現場では、どちらかの方法をとらなきゃいけないですよね。そういう時はどんなふうに対応されてました？

伸夫　両方を試すということはあり得ないわけだし、その場その場で相談して決めるっていうこともできませんよね。タイミングでその瞬間にやらなきゃいけないことってけっこう多かったと思うので。それがたまたまどっちかの方法をやって、うまくいかなかった時だけ話題になる。だから揉めごとのタネになるということだった。

カレン　そしてたぶん、うまくいかないというふうに感じるのは私の方が圧倒的に多かったと思うんですね。だから自分の中でモヤモヤがたまっていったところがすごくあったと思います。揉めてたところはまだよかったんですよね。

パンダ　いま現在はお子さんの自立が重要な時期だから伸夫さんのやり方がよかったりするという話でしたよね。そういう形で自然に移行したっていう感じですけれども、この葛藤については何か意識的に工夫をして乗り越えてきたっていう部分はそれほどないということでしょうか。

カレン うーん、それを乗り越えようとしたのが、二人の何が違うのかを見極めようとしたことだったと思います。特に子どもたちのことをめぐってもすごく揉めて。そこでほんとに大きな考え方の違いがたくさん揉めたんですけど、その留学は親があまりにも揉めてるから、この家から出たくて逃げ場として遠いよその国まで行っちゃった側面も大きくあったんです。

それがわかってたから、うちはそれほどひどい家庭なんだって、もう痛切に感じて。そして「いったい何やってるんだろう、私たちは。なんとかしなきゃ」と。そして娘にしても息子にしても「こんなひどい状態のままの私たちの家庭を後にさせてはいけない」ってすごく思いました。

社会人として自立する前に、せめて今までのマイナスの部分は埋めてあげて、「せめてプラスマイナスゼロの地点から、飛び立たせたい…」、心の底から、そう思った。だから、なんでこんなに揉めるんだろうという原因を突き詰めたところで、もう一回考え直そうって思ったんです。うやむやにしたままには絶対したくなかったですね。

> **パンダ** はる菜さんが留学から帰ってきた時には、お二人はまた同居されてたわけですよね。帰って来た時に何か違いを感じました？
>
> **はる菜** 私自身は出国する前の状況しか知らなくって、その後別居してるって聞いてほっとしてた面もあったので、帰国前にまた家に戻ってきてるっていう話を聞いて、あの空気の中に帰ってくるのは気が重いなと思ったこともあったんです。実際帰国してからもまだけっこうけんかとかもしてたんで。
> ガラっと変わってきたのは受験期とか、遠くの大学に行くため私が家を出て行ってからっていう感じ。
>
> **パンダ** ふぅん。それって何がきっかけだったと思います？
>
> **はる菜** いろいろ本とかで父がアスペルガーだという疑いを認めて、「アスペルガーの人はこうだけどそうじゃない人はこう」みたいなのを二人でちゃんと勉強するようになってからは、「こういう時に、ああ、こういうふうに考えるんだ」っていうのがわかってちょっと楽になった部分が大きいと思います。

はる菜さんへのインタビュー
聞き手：パンダ

パンダ　お子さんのことを考えることがその時期には二人の関係を変える力になったわけですね。

カレン　はい。

女心∴恋愛から家族へ

パンダ　その他にもこのズレについては語りたいということはありますか。今はそれなりに克服してきた、だけど、ほんとに当時はつらかったっていう事例について。

カレン　そうですね、いろいろ。頭では、「アスペルガーの人」と「定型の人」っていうことで理解をしていても、最後まで納得がいかないのが、「男性として」「女性として」をどう受けとめるかの違いだったんです。よく揉めていた時期、私は伸夫さんに「あなたは女心がわかってない」って言ったことが何回もあるし、今でも伸夫さんには「男性として」「女性として」という感覚が、少なくとも私ほどにはないように思うんですね。でもそういうものってあんまり期待しない方がいいなってだんだん思うようになって。そういうことを考えるうちに一つ私の中で消えて来たものがあるんです。それは片思いのような恋愛感情。なんだかずーっと…、私が思ってるほどには相手は絶対に思ってくれないっていう、片思いのような気持ちを結婚前から持っていたんですけど、ここ何年かいろいろやってくる中でそういう恋愛感情がだんだん消えてたっていう感じです。

パンダ　ああ、そうなんですか。

カレン　じゃ、それがマイナス面なのかと言われれば、それとはまたちょっと違うんですよ。恋とか恋愛とか、別れるとか別れないとかいう対象じゃなくなったっていう感じ。

パンダ その恋愛感情ということに関しては、伸夫さんの方はどうだったですか。

伸夫 彼女からそういうふうに変化したという話は直接何度か聞いたんですね。片思いという表現が出てましたけど、ああそういうふうに思ってるんだっていうのを、そのつど「へぇーっ」ていう感じで聞いてて。私自身は、どうなんだろうね。

パンダ 結婚前はどうでした？ 恋愛感情は。

伸夫 もちろん好きだという気持ちはあって、「この人もいいあの人もいい」とかいう感じの中で、選んだっていうことはぜんぜんないので、異性に対して「ああこの人なんだな」と思ってる気持ちのことを恋愛感情というのだ、そんなふうに思いました。自分にそういうのがなくはないけど、今20代の頃のこととか、彼女と結婚するに至った前後のことを思うと。そういう気持ちはずっと変わらないですね。何十年経っていても。

パンダ 結婚前に「ああこの人だな」と思ったその気持ちが結婚した後も変わらないという意味ですか。そしてそれはもうずっと続いている。

伸夫 そうです。それで彼女がどんな気持ちでいるかっていうのが、わかったりわからなかったりする二十数年の中で、けっきょく彼女の求めていたものがだんだんわかってきて応えるのが照れくさいというのもあるし、それはメロドラマだと、そういうドラマの相手役には私はならないと思ったり「なりたくない」と言ったり。そして最終的にここ二〜三年でしょうか、彼女が求めていたも

170

のは申しわけないけれども、与えるっていう言い方はなんか変だな、十分にそこには応えられない。それはアスペルガーということがあってそうじゃないのかって、けっきょくそこ分けられないから私はそういうものには応えられない。だから「申しわけない」っていう気持ちと、変な言い方だけど「気の毒だな」というふうには思うように「申しわけない」っていう気持ちと、やっぱり「かわいそう」とか。「かわいそう」とは惚れたってことよ」っていうセリフありますよね。それもまた実感しました。

パンダ 恋愛ということの中身がお二人では違っていたところがまずあるわけですよね。で、伸夫さんの方は結婚前後のお気持ちはずっと続いていたという意味で、恋愛感情は続いていたと。

伸夫 そうですね。

パンダ カレンさんの方も、二〜三年前までずっと恋愛感情が続いていたという意味では、お互いにずっと恋愛感情が続いていたんだけれども、その中身が違っていた。

伸夫 中身じゃなくて、表わし方…。それと受け取り方？

カレン なんか私は中身が違うような気がする。実際、あまりにも伸夫さんに対する私の気持ちをわかってくれなくてけんかになったことが何度もあったんですね。で、バンバン文句を言ってる中で、私が「要するに私は伸夫さんのことが好きだって言ってるの！ なんでそれがわかんないわけ？」

パンダ お父さんお母さんの将来について、「荒波が立つことはないだろう」と言われましたよね。じゃあ、小さい波ぐらいはまたあるでしょうか？

はる菜 これ、どこまで話していいかわかんないですけど、母はその恋愛感情として父のことを好きだったけど、最初の方の段階かな、けんかした時に父に「好きとか嫌いとかはない」みたいなことを言われたらしくて。母としてはやっぱり旦那さんに求めるのと友だちに求めるのでは違うと思うんで「さみしい」という気持ちもちょっとはあるんじゃないかな。

はる菜さんへのインタビュー
聞き手：パンダ

伸夫　それはけっきょく、相手に求めてることの違いではないかなと思うんだけど。

カレン　言い方を変えれば、ズレてるんですよね、今でも。でもそういう恋愛感情っていうのは私の中でだんだん消えて来て、それが消えるに従って何か別の感情が出てきたんですね。「この人は、こういう人なんだ」って、なんか家族になったような感じ。いわゆる「家族愛」とかっていうのとは何か違うし、伸夫さんに対して何かを求めることが今でもないわけではないんですけど。

パンダ　たとえば子どもという存在は、そのままありのままを受け入れるしかないんですよね。

カレン　そうですね。それに近いのかもしれない。「アスペルガーだったら諦める人も多いよね」っていう話題の時（座談Ⅱ・137頁）に、伸夫さんが職業柄っていうのも大きいんじゃないかって言ってましたよね。でも、私は「あれ？ なんかそこ違うよ」って思ってたんです。どんなふうに違うかっていうと、伸夫さんを好きだと思った。その人がたまたまアスペルガーだった、ていう順番なんですよ。好き、っていうのが先にあるんです。だからその先に何があっても関係ないというか、なんだろう、それがぜんぜん違うタイプで家族になったっていうのを他の言い方にすると…、この二人だからこそのオリジナルの夫婦の形をつくっての人間でそれぞれが自立してるんだけど、それぞれがぜんぜん違うタイプるっていう感じ。そして、何かこう命のところでしっかりつながってる感じですね。

パンダ　二年ぐらい前ですか、そういうふうに恋愛感情ということではなくて家族、というふうに変

化があったっていうお話ですけれども、けっきょくそれもやっぱりアスペルガーということを共有していくプロセスの中で起こったことでしょうか？

カレン　そうですね。そうだと思います。相手のことがわからない時とか、自分のことをわかって欲しいという時って、追っかける気持ちが強いですよね。その追いかける気持ちというのが恋愛感情と重なるところじゃないかな。そういう気持ちがあるのにぜんぜん思い通りにならないから追い求める。それが恋愛感情という形で私の中にずっと残ってたのかなと。だから求めても得られないものはしょうがないというふうに諦めることで、別のものを得てきたんだと思うんです。

諦める‥違いを見極めて歩み寄る

パンダ　先ほど伸夫さんはやはり二年ぐらい前（二〇〇九年秋）に「自分はそういうところは与えられないと思った」っていうお話をされましたね。ちょうどその恋愛感情が消えたという時期と対応しているんですね。

伸夫　そうですね、彼女の言ってることがやっとピンと来るようになった。求めているものが手に入れられないっていう感覚だったと思うんです。この二人の間では残念ながらそれは求めても得られない。と整理するとお互いよくわかる。だから「ごめんなさい、私はそれは提供できません」という感じですね。そこでさっきの「申しわけないな」という気持ちが自分の中に生まれてきたんですね。

カレン　本当は今のそういう話、ずいぶん前からしてたんです。けど伸夫さんからはいつも「そこは

もう諦めて」って言われるたびにものすごく悲しかったんですね。私にはできないって。だけど「あきらめる」ってどういうことだろうって、かなり長いこと考えてたんです。「あきらめる」の解釈ですよね。「あきらめる」ってできることとできないことを見極めることなんだ」って、去年の6月ぐらいに、「そうか、諦めるって間があって。そこでちょっと一つまた吹っ切れたっていう感じですね。何回かそういう話を重ねてきて、こちらはこちらでできないことを要求しても、それはもう仕方ないなって思うし、伸夫さんは伸夫さんで「申しわけないな」となってきて、だからそこで歩み寄ったのかなと思いますね。

伸夫　そうですね。

パンダ　そういう状態の中でお二人の関係はかなり安定した印象をもつんですけれども。

伸夫・カレン　そうですね。

パンダ　なるほどね。そういう形でかなり大きなところを乗り越えられたお二人ではありますけども、未だにまだ解決がつかないで悩んでいらっしゃるところも残っているんでしょうか。

伸夫　うーんと。私は、そんなにないですね。

カレン　私としては、第三者との関わりというところで、まだちょっと。

パンダ　そうすると家庭内では一つ家族というものができあがったっていう話があった気がするけれども、こういう安定した状態ができてきてるところに、やっぱりもう一つそこに誰かが加わると、まだちょっととまどいが起こるような場面が出てくるということですか？

カレン　そうですね、まあそういうこともある。私自身の考え方とかバランスのとり方の問題って

いう部分もあるんだと思いますけど。

パンダ お話を伺ってる範囲では、どんな夫婦にだって、当然、常に、トラブることはあるわけですから、その意味でのトラブルというものがなくなることはないでしょうけれども、だけど、アスペルガーと定型だからものすごく大変になるというような意味での、特別な大変さというものは、基本的にはもう乗り越えてらっしゃるっていう印象がしたんですが、それはどうですか。

伸夫 私は、そうだと思います。自分が言うと変だけど。

カレン でも、そうだと思います。

伸夫 あ、言葉で言うと、「対処法が見つかってきた」。事前に防げるものは防ぐし、残念ながら事が起こってしまったら、それなりに対応するし、っていうことですね。あとは一般的かどうかはわかりませんがけっきょく本人が自覚するという。無意識でいるといけないことがあるので。私は顔を知ってる程度の彼女の友人、という人がたくさんいます。そういう人たちとたまたま同席することになった時とか気をつけて。夫婦二人だけでいる時とは違う接し方を、ちょっと頭の隅に置いておくということですね。それに対しては上手くやれない時ももちろんあるんですけど。そこまでやれたら「別に、もう、いいんじゃないの」っていうところでしょうかね。

パンダ （笑）その他にぜひ語っておきたいことがありましたら。

カレン 夫と私の間でだんだん関係が落ち着いてきて、そして、目に見えるところでは、子どもたちが、「ほんとに家が一番落ち着く」っていうようなことを言ってくれるようになった、その変化がうれしいですね。なんか報われたなっていう気がしますね。子どもたちが、

パンダ　ああ、何よりですね。それはね。何よりです。ほんとに。

7章
インタビューと座談を終えて

今に至るまでのお二人の物語りはとりあえずこまでで終しまいです。けれどもこの語り合いを経て、これからお二人の物語はさらにずっと続いていきます。その一つの「折り返し地点」で、今お二人は何を感じ、何を考えていらっしゃるのでしょうか。そしてそのお二人の語り合いに立ち会わせていただいた私（パンダ）は何を思ったでしょうか。

最後のこの7章は、お二人の「これから」につながる、そんな言葉を連ねていきました。

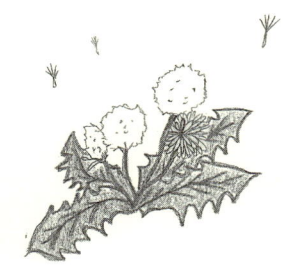

つなぐ——再生、そして未来へ

……………… 東山カレン

　ひょんなことから斎藤パンダさんと出会い、この本の出版のお話をいただいたのは一年ほど前、夫と私の体験から得たものを何かの形で他の方々にもお伝えしたい、と思っていた矢先のことでした。自分にできることをできる範囲でと考えてはいたものの、本を出すことなど全く考えていませんでしたから、初めはこの予想外の展開にただ驚き戸惑うばかりでした。

　言い尽くせぬ葛藤と逡巡もありました。というのも、やっと築き始めた平穏な家庭生活を再び疾風怒濤にさらすことになるのではないか、という不安をなかなか払拭できなかったからです。過去を振り返ること・過去を夫と語り合うこと・夫と語り合って出来上がった過去の夫婦の図を否が応でも正視せざるを得なくなること・まだ社会的にあまり認知されていない「アスペルガー」ということと絡めて私たちの半生や家庭生活を赤裸々に語ること、また、それについて子どもたちや両親がどんな思いを抱くのかということ…、これらについての不安を消し去ることは大変難しく、気持ちは揺れ続けました。

　ですが、迷いを抱えながらもこのお話をお受けしてみようと決断したのは「どなたかおひとりにで

も、何らかの形で、少しでもお役に立つならば」という思いが強くあったからです。

なぜ、私たち夫婦は二十年以上もの間、苦悩し傷つけ合い、その渦中にあった子どもたちをも傷つけ、両親や周囲の方々にあれほどにも迷惑をかけることとなってしまったのか。その問いに対する今の私の答えは「互いに違いがあることを知らぬまま不毛な争いを続けていたから」です。互いの決定的な違いはもちろん、その違いの由来を知る由もなく不毛な争いを続けていたのが、かつての私たちでした。その苦悩がどれほどのものかは、おそらくは実際に体験した者にしかわからないでしょう。だからこそ、私たち夫婦の例を、ひとつのサンプルとして皆様に見ていただこうと考えたのです。

＊＊＊＊＊

実際に対談に入り個別のインタビューから始めてみて、まず浮き彫りになってきたのは、自分でもあまり気づいていなかった、これまでの半生の流れ・様々な環境や人との出会い・様々な体験の中で作られてきた私という一個の人間のありよう・多くの体験の中から自分が意識的にまたは無意識のうちに選んできた人生の方向性といったものでした。

自分では選べなかった子ども時代の環境の中にあって、また、自分で選んできたと思っている大人になってからの環境の中にあっても、どれほどのものに恵まれ、どれほどのものを選び、どれほどのものを選ばなかったことか。それを、インタビューという形でいったん自分の中から取り出しちょっと離れたところから眺めたとき、自分のことでありながら、私はどこか圧倒されるような気持ちになりました。命が運ばれる様、命を運ぶ様を目の当たりにし、何か言葉を

失うような感覚です。何かに命を運ばれ、自分でも命を運び、そして、出会ったのが夫。「運命」なแどという言葉は以前はあまりピンときていなかったのですが、今回のインタビューの中で自分が語ったものを眺めてみて、初めてその意味を自分なりに理解したような気がします。夫との出会いがこれほどまでに運命的なものであったとは自分でも驚きでした。

さらに、パンダさんをファシリテーターとした夫との座談に進みそこで明らかになってきたのは、事前にある程度予想していたことではありますが、激しく揉めていた時期の夫と私の姿がどれほど壮絶な様相を呈していたか、ということです。

もちろん、夫と私のズレ自体はそれぞれにとって素晴らしく魅力的なところでもあり、それがあったからこそ結婚にも至っているのですが、今回、夫と私の結婚後の話を突き合わせて考えることで、そのズレゆえに起こっていた争いや傷つけ合いの図・負の相乗効果の図式というものを、あらためて認識することとなりました。私は、五年前の「新緑体験」後の入院中に、この負の連鎖というものに気づき、気づいたからこそ、その連鎖を少しでも断ち切ろうと必死でやってきたのですが、以前の自分たちの凄まじい姿を客観的に見ると、それを間近で見ていた子どもたちの胸中に思いを馳せずにはいられません。

※座談の中で夫は、ある時期から「自分は加害者だなぁと思うようになった」ということを語っていますが、私はこの座談を通して、私もまた加害者だったということ

しかしながら、座談を通して見えてきたことは、そのような側面だけではありません。夫との壮絶なやりとりと並行して、私自身の中に命そのものとも言える自分の居場所を再発見した。そして、そこが私の自立した人間としてのスタート地点にもなり、自立した人間として夫と対等な関係を構築するためのスタート地点にもなった。さらに対等な立場になったところで「アスペルガー」というものに辿り着いて夫とも互いの違いを共有できるようになり、底をついたかと思われるような状態にまでなっていた関係を修復することができてきた…、そんな流れもまた、くっきりと鮮明に見えてきました。

夫との生活の中で危機的状況にも陥った。けれども、夫と出会ったからこそ今の私がある。夫と出会ったからこそ、私は私の中の「命」と再会することができたのです。また、夫がアスペルガーだと

を再認識しています。夫の話の中には、私から夫への具体的な言葉はほとんど出てきませんが、感情にまかせて夫に投げつけた言葉の数々は、今ここには記せないほどのものでした。一方的に夫だけが、いわゆる「暴言」を吐いていたわけではありません。夫の名誉のため、そして、自分の懺悔として、ここに申し添えておきます。

> **はる菜** やっぱり中高生の時にあまり母が元気じゃなかったので，母が何か申しわけなさそうなところがけっこうあるんですけど，その期間があったから今の私なんだろうなっていうのもある。
> **パンダ** それ，もうちょっと教えて？
> **はる菜** さっきもちょっと言ったんですけど，母が久しぶりに入院から家に帰ってきた時に，「いてくれるだけで本当にいいものなんだな」って，中学生の一瞬でしたけどすごい思って。父と母のけんかを見てすごす中で，他の人に対してもあまり自分の基準で測らないようにしようと思うようにはなったかも。まぁこの人はこういう人なんだなって思うところはあるかもしれない。自分がこうしてくれるはずと思って，相手に接するのはあんまりいい結果を生まないのかなと思って。

わかったことは、今こうして座談を振り返っていても、私にとっては、やはり福音だったとしか思えません。再び家族が笑い合える家になったこと。家族それぞれにとって帰りたいと思う家、安心して外に出られる家になったこと。それは、何ものにも代えがたい幸せです。

****

アスペルガーと定型の違いを二人が共有できてからわずか三年ですが、この間に、夫婦のありようは劇的に変わりました。双方の知識と努力、心の目と命の勘によって、ようやく、結婚以来初めて辿り着いた、平凡とも言える今の穏やかな生活です。「普通」ではないかもしれませんが、まさに夫と私が築いてきたこのオリジナルの夫婦の形を、私はとても気に入っています。

この先も私たちは、互いのよさを生かしたり足りないところを補ったりしながら、時にはやっぱり喧嘩もしながら、そして、そういう全部を含みながら、二人にしかできないオリジナルの夫婦の旅を続けていくのでしょう。今まではきっと前半、これからが後半の旅になるのだと思います。

　伸夫さん、これまでありがとう。そして、これからもずっとよろしくお願いします。

　雷鳴轟く乱気流の中の旅にまでつき合わせてしまった子どもたちも、今ではそれぞれの旅立ちの準備段階に入っています。決してお手本にはなりませんが、いつか将来、子どもたちの人生において、こんな私たち親のあり方が、ひとつのたたき台にでもなることがあれば本望です。

はる菜、暁、辛い思いもさせたけど、お母さんが今お父さんと一緒にいられるのは二人のおかげです。ごめんね、そして、ありがとう。はる菜も暁も、どうか自分の命をしっかり生きてくださいね。

最後になりましたが、大迷走の嵐にもつき合い子どもたちのシェルターにもなってくれた両親、ハラハラしながら見守り支えてくれた友人たち、温かく支えてくださった職場の方々、生き方の原点を教えてくださった小学校時代の恩師、陰に日向に出版を後押ししてくださったすべての方々、そして、この本を手に取り読んでくださった皆様に、心から感謝を捧げたいと思います。

最後の最後に。この本のお話をくださり、長期にわたって多大なるご教示とご支援をくださった斎藤パンダさん、北大路書房の関さん、若森さん、他の社員の皆さま、大変お世話になりました。あらためて、言い尽くせぬ感謝の意をお伝えします。座談前の不安は希望に、過去と今を語ることは未来への展望に変わってきました。私の中でまたひとつ、新たな原動力が生まれ始めています。

この本のカバー作成に際し、貴重なお写真を快く提供してくださった繭さんに心からの感謝を捧げます。私たちの「歩み」を繭さんの写真と共に読者の皆さんにお届けできることをたいへん嬉しく思っています。

必然 ――なるようになる

東山 伸夫

「もしあの時…」何かをした後で、そんな風に後悔したことはこれまでほとんどない。そんな私も、今回ばかりは「始める前に」考えざるを得なかった。取り返しのつかないことをしているのではないかという「不安」と、こんなものを誰か手に取って読んでくれるのだろうかという「懐疑」があったからである。

妻との「離婚をめぐる手紙のやりとり」を公開し不特定多数の人の目にさらすなどとは、まったくもって「理解不能」、「ありえない」ことである。

手紙だけではない。自分の生い立ちをありのままに語り、妻との壮絶な諍いの一部を活字にして見ず知らずの人に読んでいただく。そのことにいささかなりとも価値や意義を見出すことができなければ、誰しも二の足を踏むだろう。いや、それ以前にそんなものを読みたがる人がいるとも思えなかったというのが正直なところである。ではなぜ、それをしたのか。「価値や意義」を見出すことができたからである。

二十数年の結婚生活、それ以前の記憶、物心ついてからのさまざまな思い出やその時々に出会った

人たち。振り返ると楽しさや懐かしさもちろん感じたが、その何倍も恥ずかしく、情けなく、悲しい思いをした。一つのエピソードをきっかけにして、それまで一度も思い出したことのなかった事柄、思い出すというよりその存在自体を完全に忘れていたはずの出来事を極めて鮮明に甦らせる。いくつかそんな経験をすることができた。小学生時代の「ある事件」のことは忘れていたわけではないが、特に印象的というほどでもないものだった。それを語り、活字になったものを改めて読むと、本当に不思議な、いや他の人にとって「不可解」な一人の人間がそこに姿を現す。まだ御存命でいらっしゃる当時の担任の先生にぜひともお目にかかり、その頃のことをお聞きしたいものだと思っている。高校時代、思えば一番「不完全燃焼」感のある時期であったと、実感している。学業にも、運動部の活動にも、趣味や恋愛にも熱中せず、ただただぼんやり過ごしていた。あの頃の自分に問いかけてみたい。「あなたは今、何を考えているのですか」と。つい先日息子の暁（さとし）に聞かれたことがあった。「高校時代に戻れるとしたら、何をする？」。後悔というのではないが、真面目に勉強するのだったと心底思う。大学から社会人、そして今日まで、すばらしい人たちにめぐりあった。自分という人間が、何を考えどんな経験をし、誰と出会ってきたのか。このような形で振り返り、整理する機会があったことは望外のしあわせであった。

アスペルガーという「障害」はどういうものなのか。私と妻の、「苦闘の歴史」の中から少しは分かってきたことがある。アスペルガーゆえに引き起こしてしまう「悲劇」は確かにあると言わざるを得ない。本書を読んでくださった皆さんにも、それは伝わったのではないかと思っている。

「対処法」があるのかないのか、今でもよくわからない。私と妻は、真正面からぶつかりあい、本気で渡り合ってお互いつらい目にもあった。その中で、気づいたり教えられたりしながら今に至っている。離婚寸前のところから、思いがけないほど「穏やかで、楽しい」時間を共有することもできている。しかし時に地雷を踏んでしまうこともある。「またやってしまった」と思いながら、話の糸口を探し原因を探り、教訓を得る。その繰り返しは骨の折れることかもしれないが、私たちの選んだ道に違いない。参考にしてくださるなどとは口が裂けても言えない。悩み苦しんでいらっしゃるご夫婦、カップルには申し訳ない気もするが、私に言えることはただ一つ。

「それはあなたが決めることです」。私の実感である。

ひょんなことから、斎藤パンダさんとの出会いがあった。妻の書いた文章に興味を示してくださった氏は、私たちに本を書くことを勧めてくださった。ためらう私に、インタビューに答えること、氏をファシリテーターとして「座談」をすること、録音を活字にしたものを、削ったり逆に書き加えたりして仕上げていくことなど、まさにゼロから教えてくださった。私のような素人からすると、あれよあれよという間に企画が固まり、出版が決まった。最初にインタビューを受けてから、およそ一年。夏の暑い日に、我が家のリビングでパンダさんと北大路書房の関さんお二人を前に、それほど緊張するで

> **はる菜** 私は別に母と話しても，ぜんぜん仲良くできるし，父と話しても楽しかったんですけど，その二人が一緒にいて私もいると何か楽しい空間じゃない，私もそこから逃げたいような感じはあって，それはけっこう受験の時に感じて，家がずっとうまくいってたら別にわざわざ遠くにある大学に行かなかったかなっていう感じもあって。でも去年の夏に初帰省した時に，「あ，何かもう１回ここで暮らしたいな」って初めて思って，母にそのことを言って，「二人がそんな状態まで戻ってよかった」っていうのも言ってます。

はる菜さんへのインタビュー
聞き手：パンダ

もなく、どこか他人ごとのような感じで、存分にしゃべっていた自分を思い出す。アスペルガーの「面目躍如」というところかもしれない。

本書はこうして日の目を見た。手に取って、読んでくださる方に深く感謝申し上げる。

子どもたちへ

今日まで本当にありがとう。いろいろつらい思いもさせてしまったけれど、私にはこれ以外の生き方はできませんでした。あえて許してくださいとはいいません。これからも二人の幸せを祈っています。

カレンさんへ

今日まで、お疲れ様でした。こうして振り返ってみると、本当に大変でしたね。こういう表現こそがアスペルガーのなせる業なのかもしれません。納得のいくまで、絶対にあきらめない貴女の姿勢は、「空前絶後」でありました。私の人生に初めて登場した「最強の敵」のように思われた時期もありました。今となっては懐かしい感覚です。もっとふさわしい表現が見つかりました、それは

「唯一無二」。

その昔、結婚が決まったことを発表する際にインタビューに答えて、「私の選んだ人を見てください」といった皇女がいました。ふとその言葉が頭をよぎりました。カレンさんは私にとってそういう人だったし、これからもそういう人なのです。末永くよろしくお願いします。

7章　インタビューと座談を終えて

読んでくださった皆さんへ
ありがとうございました。プライバシーを守ることには配慮しましたが、ここに書き記したこと、語ったことはあくまでも事実です。私たちはこんな風に生きてきました。何らかの意味で本書がお役にたてば幸いです。

物語りに立ち会って

斎藤パンダ

私が東山ご夫妻と最初に出会ったのは、ネットで見つけた「配偶者の会：井戸端掲示板（http://www4.rocketbbs.com/241/hime.html）」という、配偶者がアスペルガーの方たちが情報交換したり、悩みを語り合ったりする場でのことでした。

私自身、パートナーとの間にアスペルガーと定型のズレをそれと知らずに抱え込み、その葛藤の中で心も家庭もぼろぼろになってしまっていた頃、自分自身にも一つの転機が訪れ、またパートナーは自分がアスペルガーであるという確信をもつようになり、その理解を共有することで、お互いの関係をもう一度見つめ直し続けて一年近くが過ぎた頃だったでしょうか。私のうつ状態も少し上向き、そろそろ「谷底」に足が付いたかな、と感じ始めてアスペルガー関連のネットを徘徊し始めた時の話です。

「井戸端掲示板」は、配偶者とのどうしようもないズレに傷つき傷ついてその思いをようやく書き込む皆さん、なんとかそういう皆さんを少しでも支えようとする「掲示板の先輩」のみなさん、ほんとに修羅場を生きている皆さんの駆け込み寺のような、そんな場にも見えました。

7章　インタビューと座談を終えて

私は長いパートナーとの語り合い（もちろん一筋縄ではいかない話です）をぎりぎり続けていく中で、アスペルガーと定型の間に見え隠れする「ズレ」を何とかしてお互いの関係をもっと前向きなものにしたい、という欲望をだんだんふくらませていた頃でした。ちょうどその時、掲示板の常連であった東山カレンさんの衝撃的な書き込みがあったのです。

それは「私たち、うまくいくようになりました」という内容の書き込みでした。それはもしかすればアスペルガーと定型のズレに苦しめられている人にとって、苦悩の同志的結束から「私だけ抜け出した」という「裏切り」の言葉にさえ読めたかも知れません。それほどインパクトある宣言でした。もちろんカレンさんのことですから、そういう可能性は十分に考えながら気をつけて書いていらっしゃいましたけれど。

そして私はその言葉に感激した方の人間でした。実際そういうことが起こり得るんだということを具体的に示してくださっている。早速過去ログをずっと読んでみました。最初の方はやはり他の方たちのように、いかに自分が傷つけられているかを訴えられていました。それから少しずつあるいは時に大きく感じ方や見方が変わっている契機があって、そして「うまくいく」ような地点にたどり着かれたようすがわかりやすく見えてく

> **パンダ** どちらからも話を聞いて，それなりにわかるとすると，「でもそれはお父さんとしてはこうなんじゃない？」というふうにお母さんに言ったり，お父さんに「いや，でもお母さんはこうなんじゃない？」と言ったり，通訳みたいなことやられたことありますか？
>
> **はる菜** 通訳ってまではないと思うんですけど，やっぱり父の言い方はたぶん悪気はないんですけど，普通にみてもすごい強く聞こえるとこはあるんで，だから「やっぱりこういうところであまり強く言いすぎるとあれなんじゃない？」ということは父に対して言ったことはありますね。母に対しては，父が言い方を改めればある程度母もやわらぐところもあるのかなと，その時は思ってたし，母も精神状態もそんなによくなかったから，あんまり母に反対するようなことは言わないのもありましたね。

はる菜さんへのインタビュー
聞き手：パンダ

る気がしました。

それで失礼を承知で、「こんなふうに変わってこられて今に至ったんですね」という長い感想を書かせていただいたのです。そしてそれがカレンさんにとって、何かしら納得のいくもののようでした。そうやってパンダという人間（？）に関心を持たれたカレンさんが私が始めていた「アスペと定型」というブログを見てメールをくださったのです。

ネット上などではどうしても否定的な側面ばかりが強調されやすいし、実際本当に凄絶とも言えるケースが多いアスペルガーと定型のカップルで、そこを自分たちなりに乗り越えた方たちがいらっしゃる。それは私が自分のブログで考えていきたかったことともぴったり重なる問題でした。だから私はぜひこのお二人の話をより多くの方に知ってもらい、それぞれの方たちなりにそこから何かをくみ取っていただきたかった。

そのとき、天の配剤でしょうか。私のブログを読んでくださっていた北大路書房の関さんが出版を考えないかと申し出てくださったのです。私は飛びつくようにして東山ご夫妻の話をさせていただきました。するとすでに編集現場からは抜け別の仕事に勤しんでいらした関さんが、自ら編集作業を買って出てくださって、この本ができあがったのです。

本の制作にあたっては何人かの方々に途中でご意見をいただきながら進めてきました。北大路書房のみなさんもそうですし、本好きの私のパートナーも貴重な意見をいろいろくれました。そういう意味では、この本自体も中身だけではなく、作られ方に至るまで、対話的にできあがっていると言えるのかも知れません。

7章　インタビューと座談を終えて

この本の中で、私自身は対話のファシリテーター、本の構成や文章の編者といった、黒子的な役割を果たそうと思ってきました（その割には「はじめに」で出しゃばっていろいろ書いてるじゃないか、と言われそうですが(^_^;)）。もともとはこの文章でも、全体のまとめのようなことを書かせていただく予定だったのですが、実はその気持ちがここにきてすごく薄れてしまいました。なんでなのか？

それはおそらく「インタビューと座談を終えて」の東山ご夫妻の文章を拝見したからだと思います。お二人とも、この本の制作を通して、あらためてそれぞれに大切なものを自分たちの中に見い出してこられた。本作りそれ自体がお二人にとって大事な「生きざま」の一つになったのです。そこにさらに私ごときがもっともらしい顔をして何を付け加えられるでしょうか？　何もありません。蛇足になるだけです。

ただ、ここまでおつきあいいただいた読者の皆さんには訴えたいことがあります。お二人のこの人生、言ってみればたった一組の夫婦の物語に過ぎません。でもかく言う私もたった一組の夫婦の物語を紡いでいて、これをお読みのあなたも、今か、過去か、未来か、そんな物語を紡いでいかれるのでしょう。そのたった一つの物語が、こんなふうに重たくもあり、豊かでもあり、哀しくもあり、喜びもある。

このお二人の物語を通して、みなさんがそんな自分自身の物語の重たさ、豊かさ、哀しさ、喜びにより多く気がついていただければ、編者としての私にとってこれほどうれしいことはありません。少しでもそうなることを心より願っています。

もう一つ。私が管理人をしているブログ「アスペと定型：アスペルガーと定型発達者のコミュニケ

ーションを考える（http://communicative.cocolog-nifty.com/blog/）にもどうぞご参加ください。ROMでもコメントの常連さんでも何でもけっこうです。このブログ、ネットの中では割とめずらしくアスペルガーと定型の両方の方がコメントを交わしてくださっている場になっています。お互いがお互いの「違い」をしっかり理解すること、そして「違う者どうし」として、あらためてどんな関係を結べるかを考えること、そういうことを考えていきたいブログです。いろんな立場の方のいろんな多様な意見が飛び交うことが理想です。定型からアスペルガーへ、アスペルガーから定型へ、定型どうし、アスペルガーどうし、意見を言ったり、質問をしたり、悩みを相談したりする方たち。そういう対話の場をみなさんといくつも作っていくこと、ブログ「アスペと定型」もその一つになることが私の願いです。

次はブログでお会いすることを楽しみにしています。そのうちにまた、このブログからみなさんと一緒に新しい本の企画もできていくかも知れません。その時は今度はあなたが本作りに加わられることになるのかも…。それではまたどこかでお会いできる日を楽しみに。お元気でお過ごしください。

193　7章　インタビューと座談を終えて

さいごに

東山　はる菜

「アスペルガーに関して、本を出すことになるかも…」
電話で母にそう伝えられた時、私の頭の中では様々な思いがめぐりました。数年間ずっとお互いを傷つけ合っているようにしか見えなかった二人の様子、父がアスペルガーかもしれないと聞いた時の衝撃、上手くいき始めたらしい現在の状況…。母や父を責めるつもりは全くありません。しかし、今になって振り返ってみると（自分で言うのは少しおかしいかもしれませんが）、やはり子供から大人へと成長していく思春期の時期に両親の喧嘩が絶えなかったことは、母がいない環境を味わったことは、私の人格のベースとして深いところに残っていると思います。本を出すと聞いてすぐには「素直によろこぶ」というか、「ただただ応援しよう」といった気持ちにはなれなかったのが正直なところです。

少し心の中にわだかまりが残った状態で大学に進学し、一人暮らしを始めた私にとっては、「アスペルガーとわかって状況が好転した」という事実は理解できても、置いてきぼりにされてしまったような思いがありました。

ただ、父がアスペルガーかもしれないとわかってから両親の関係がぐっと良くなってきたのも、そ

のことで二人が新たな方向に進むことができているのも十分に実感していました。アスペルガーの家族を持って「よくわからないもやもや」や「怒り」を抱えている家族にとっても、またこれから新しい方向に進んでいく私たち家族にとっても、「本が出版されるのは大きな意味のあることだろう」と理性の部分で感じ、「いいんじゃない」と後押ししたのが私の本出版に関しての出発点でした。

このように最初の時点では何か煮え切らない思いがあったのですが、ある日の母の電話を境い目に、もっとすっきりとした気持ちで本の出版に対して向き合えるようになりました。その電話の中で私の気持ちを大きく動かしたのは、母の出版に対するためらいと、「この本をハッピーエンドとして終わらせるわけではない。この話はまだ経過中」という言葉でした。前者に対してははっきりと言葉まではは覚えていませんが、母の「この数年間ははる菜や暁（さとし）に見せたくなかったものまで見せて傷つけてしまった。改めて振り返ってそのひどさがわかり、これを本にしてしまった時、はる菜の心が大丈夫だろうかと心配だ」というような言葉を聞いた時、それだけで何故か心が晴れる思いがし、

「もう思春期は終わりだ、一人の人間として本の出版を応援しよう」という心境に至りました。

「本を出すかも」という報告のあとは離れて暮らしている私からするとあれよあれよと事が進んでいくようで、忙しくも充実している様子の「本の進捗状況」を聞くのが楽しみでもありました。性格の違う二人ですから父と母で本に対する気合の入れ方は大分違っていたことと思いますが、両親が同じことに協力して取り組んでいる様子を見聞きするのは子供としても嬉しいことでした。

昨夏に受けたインタビューでは、パンダさんや関さんが、私の要領を得ない話しぶりにも真剣に耳を傾けて下さり、「今思えばこの時はこんな気持ちだったな」というような発見が多々ありました。

本の出版に向けて両親はこの何倍もの振り返りをしていることを思うと、「二人はなかなか他の人にはできない経験をしているな」としみじみ一人で思うこともあり…。

実際に出来上がった原稿を読んでの感想は一言でいうと「新鮮」。20年間見てきた両親ですが知らないこともたくさんあり、特に子供時代の二人の様子などは初めて知る内容も多かったのに二人の様子がまざまざと浮かんで、一人で笑ってしまうこともしばしばでした。

また、父がアスペルガーということがこの本の出発点だと思うのですが、父は私にとっては唯一の父親であり、私は18年間ほど父の状態を「フツウ」のものとして見てきました。たしかに父には言葉がきつかったり、顔色で気持ちを察してくれないところがあるということはわかっていましたが、それが他の大多数の人にとっては「特筆すべきこと」なのだというのも私にとっては新鮮でした。私は父と母の血を半分ずつ受け継いでいるのだし、母が入院していたこともあって父と過ごす時間が多分「他の家庭の女の子の平均」より長いほうだと思います。そういう意味で私は父寄りの感覚や考え方を受け継いでる部分も多いのではないでしょうか。父がアスペルガーと聞いた当初は「私もフツウの基準からしたらおかしいの？」「今までフツウだと思っていたことはフツウではないの？」という疑問がわき、苦しくなったこともありました。しかしそれから数年が経ち文章化された父の考えや行動を文章として読んで思うのは、「アスペルガーもひとつの個性なのではないか」ということです。私の家庭は、たまたまその違いを「アスペルガー」という言葉で表すことができました。夫婦間・親子間で感じていた違和感世の中には価値観の違いに悩む夫婦や家族が無数にいることと思います。夫婦間・親子間で感じていた違和感がこの一言で定義されたのは、私たち家族にとってとても大きなことでした。この本を読まれた方の

中には、ご自身や家族の方が「アスペルガー」だと診断された方も、アスペルガーではないけれど家族や夫婦関係で悩んでいるという方もいらっしゃるでしょう。アスペルガーに関する本の最後にこのような発言が適切かどうかわかりませんが、私は父と母の様子をずっと見ている中で、人と付き合うときには「自分とは違う個性や考え方、感覚を持っている」というスタンスで向き合うべきだと感じるようになりました。両親の場合は父がアスペルガーだとわかってからそのようなスタンスになりましたが、このスタンスはどんな夫婦、家族、友人関係においても大切なのではないかと思います。「アスペルガー」という名前がついた感覚も、そうではない感覚も、その人それぞれの個性として他の人が捉えることができれば、人間関係は随分と円満になっていくのではないでしょうか。個人的には、この本が「アスペルガー」と「アスペルガーでない人」が共にどう生きるか、というよりも、「二人の違う個性をもった人間がどう生きるか」ということを扱ったものとして、多くの人に読まれることを望んでいます。

最後になりましたが、私はこの本の出版を現実のものとしてくださったパンダさんや関さん、そしてその主人公たちである両親にとても感謝しています。冒頭でも述べたように出版に関して複雑な感情もありましたが、このように文章化されることがなければ、一生知らずにいた両親の葛藤や思い出もあったでしょう。また、本のあちこちで、私や暁に対する両親の愛情が感じられたことが、非常に嬉しくもありました。この本が、読んでくださった方に何かしらのヒントや、笑いや、少しの希望を与えられるものになればいいな、と心から願っています。私の拙い文章のためにスペースをくださった方々、最後まで読んでくださった方々、どうもありがとうございました。

さいごに

インタビュー・座談・執筆の記録

はじめに

1章 離婚をめぐる二人の手紙　　二〇一二年三月初旬　斎藤パンダが執筆

2章 二人の生い立ちと就職まで　二〇〇八年七月中旬　当時、実際に二人の間で交わされたもの

東山 伸夫さんへのインタビュー　二〇一一年八月　四日　東山宅で収録

東山カレンさんへのインタビュー　二〇一一年八月　三日　東山宅近くのスナックMで収録

3章 二人の出会いから結婚まで　八月三・四日収録分を、斎藤パンダがまとめ、編集

4章 座談Ⅰ　二〇一一年八月　五日　東山宅で収録

5章 座談Ⅱ　二〇一二年一月二三日　インターネット電話で収録

6章 座談Ⅲ　二〇一二年二月　五日　インターネット電話で収録

7章 インタビューと座談を終えて

「つなぐ」/「必然」　二〇一二年三月一六日　東山夫妻がそれぞれ執筆

「物語りに立ち会って」　二〇一二年三月二〇日　斎藤パンダが執筆

さいごに　　　　　　　　二〇一二年四月一四日　東山はる菜が執筆

はる菜さんへのインタビュー　二〇一一年八月　四日　東山宅で収録分を斎藤パンダが抜粋編集

＊2・3章「インタビュー」原稿の内容を伏せたまま、4〜6章「座談Ⅰ・Ⅱ・Ⅲ」を行なっている。

＊斎藤パンダ執筆の「はじめに」原稿を伏せ、1〜6章の全原稿および「はる菜さんへのインタビュー抜粋原稿」を東山夫妻に提示し、7章「インタビューと座談を終えて」各原稿を執筆してもらっている。

＊「はじめに」原稿および7章「インタビューと座談を終えて」の原稿を伏せ、1〜6章の全原稿をはる菜さんに提示し、「さいごに」原稿を執筆してもらっている。

［**人物紹介**］（全員ペンネーム：2012年7月現在）

斎藤パンダ　日本国に生まれる。　現在：日本国在住。
人なつっこい中年のオスのパンダ。
2010年12月以降，ブログ「アスペと定型」を主宰。
自分の気持ちの整理のために始めた素人ブログが
同じ悩みを持つ沢山の皆さんの語り合いの場になって
予想外のことにとても喜んでます。

東山　伸夫　九州に生まれる。　現在：九州在住。
公立高校の国語科教諭。
さまざまな職場を経験するも，いまだに
試行錯誤の連続。いろいろな年代になった「教え子」
さんたちとたまに会うのが楽しみ。

東山カレン　山陰に生まれる。　現在：九州在住。
元公立高校の英語科教諭。
現在は仕事も家庭も遊びも，自分のペースで
エンジョイ中。何事も「今・ここ」を大切に，
ひとつひとつ積み重ねていきたいと思っています。

東山はる菜　九州に生まれる。　現在：関西在住。
行ってみたい土地，やってみたいことたくさんの
大学3年生。バイト，サークル，勉強，遊びに奔走中。
そろそろ就活も。

東山　　暁　九州に生まれる。　現在：九州在住。
陸上に打ち込み，最近引退した高校3年生。
勉強しなくてはと思いつつ，まだそこまで
切り替えられていない…。

アスペルガーと定型を共に生きる

危機から生還した夫婦の対話

| 2012年7月20日 初版第1刷発行 | 定価はカバーに表示 |
| 2016年2月20日 初版第2刷発行 | してあります |

編 者　斎藤パンダ
著 者　東山　伸夫
　　　　東山カレン
発行所　㈱北大路書房
〒603-8303 京都市北区紫野十二坊町12-8
電話　(075) 431-0361㈹
FAX　(075) 431-9393
振替　01050-4-2083

©2012　　印刷・製本／亜細亜印刷㈱
検印省略　落丁・乱丁本はお取り替え致します。
ISBN978-4-7628-2779-2　　Printed in Japan

・ JCOPY 〈㈳出版者著作権管理機構 委託出版物〉
本書の無断複写は著作権法上での例外を除き禁じられています。
複写される場合は，そのつど事前に，㈳出版者著作権管理機構
（電話 03-3513-6969,FAX 03-3513-6979,e-mail: info@jcopy.or.jp）
の許諾を得てください。